未来の医療年表

10年後の病気と健康のこと

奥 真也

講談社現代新書

2586

はじめに

２０２０年現在、医療は「完成期」に入りつつある——本書の基本をなしているのは、このような世界観です。

「完成期」とはすなわち、人間が病気では簡単に死ななくなる時代、ということです。

本書第Ⅰ部では、新薬、革新的な医療技術や医療機器、さらに欧米を中心とした先進各国で導入されている先端的な医療の仕組みの数々を紹介しています。人がすでに病気では簡単に死ななくなりつつあること、そして今後ますますそうなっていくのは裏打ちのある真実であることを深く納得していただけるはずです。

もっとも、本書が刊行される２０２０年９月中旬現在は、前年末から流行拡大を始めた新型コロナウイルスが依然として猛威を振るっています。このタイミングで「人類は病気を克服する」と言われても、今ひとつピンとこない人も多いかもしれません。

しかし私は、新型コロナウイルスの洗礼を経ても、「医療が完成期を迎えつつある」「人間が病気では死ななくなる」という予測図に修正を加える必要を全く感じていません。

そもそも新型コロナは、人類がこれまで経験してきた他の感染症と比べれば、病気としての「実力」がそれほど大きいとは言えません。たとえば14世紀のペストの大流行では、当時の世界人口4億5000万人の22％にあたる1億人が死亡したとされています。

1918年から1919年に大流行したスペイン風邪でも、当時の世界人口の4分の1、約5億人以上が感染し、5000万〜1億人以上の死者が出たとされています。アメリカでは、たった1年で国民の平均寿命が約12歳低下したというデータさえあるほどです。

それに対し、新型コロナでは2020年8月上旬までに全世界で約1800万人が感染し、死亡したのは約70万人。現在の世界人口約77億人に対する感染率は約0・2％で、死亡率となると0・01％以下です。もちろん現代において70万人もの方が一つの疾病で亡くなったことは大いなる悲劇ですが、後世の人が新型コロナを論じるとき、ペストやスペイン風邪より数ランクも実力の劣る疫病と見るであろうことは、もはや確実と言っていいでしょう。ただし、ウイルスの変異の動向だけは入念に見ておく必要があります。

一方で新型コロナは、情報科学技術が高度に発達した現代に発生したことにより、過去の感染症にはなかった性質を帯びることになりました。

新型コロナの存在は、疾病自体の伝播速度よりもはるかに速いスピードで世界中に伝わりました。また、国や大陸間を跨いで感染範囲を広げていく今回のパンデミックは、情報科学技術と同期した国際交通の発達がなければ、そもそも成立しえないものでした。

さらに言えば、医学が高度に発達しているからこそ、この疾病の特徴がごく短期間に明らかになり、人類を過剰な恐怖に陥れていった面があります。大衆化したインターネット環境が恐怖に拍車をかけたことも確かです。

人間は未知のものを恐れます。見えざるもの、理解のおよばざるものへの恐怖に、専門家も一般市民も唐突として直面させられました。結果として玉石入り混じった情報の洪水が生み出され、一般市民の恐怖を煽ることになりました。新型コロナ禍が「パンデミックというよりインフォデミック（情報災禍）」とも言われる原因はここにあります。

つまりコロナ禍は、「病気では死なない」時代を作りつつある「高度な医学」と「高度な情報科学技術」の産物であり、不死時代の招かれざる同朋とも言えるのです。

本書は、全3部6章で構成されています。第Ⅰ部「未来の医療ロードマップ」は、最先端の医療技術や制度や仕組みなどを紹介することを主眼としつつ、急峻な科学の進歩についていけずにいる現在の日本の医療体制の問題点についても指摘しています。

第Ⅱ部「病と健康をめぐる常識／非常識」では、第3章で健康維持、増進に役立つ情報を交えながら、第4章で日本人の医療リテラシーの欠如について問題提起しています。

第Ⅲ部「ガラパゴスな日本の医療と世界のスタンダード」は、閉鎖的で自己完結的な日本の医療と「世界標準の医療」を比べて見えてくるものについて論じています。

「インフォデミック」時代に生きる私たちは、情報の洪水に溺れる事態を免れるためにも最新の医療事情について正確な知識を携え、我が国の医療の行く末についてクリアな視野を確保しておく必要があります。コロナ禍に対する過剰に増長した不安は、進化した医療に対する漠然とした安心感の裏返しでもあります。新型コロナさえ避ければ永遠の命が続くと、自ら望んで誤解しているかのようにさえ感じます。さすれば、現在および将来の医療の状況を過不足なく理解することで、無意識に得てしまった不安感をごっそりと捨て、再び心穏やかに医療の進歩の恩恵を享受できるのです。医療に関する知識を広く整理するための道筋をお示しし、豊かな生活を取り戻す一助となりたいと心から願っています。


最後に、私のキャリアについて少しだけ。

東京大学医学部附属病院の放射線科で25歳から臨床医として働き始め、32歳から2年間、放射性同位元素でがんを治療する「核医学」の研究のためにフランスに留学しました。40歳以降は、医療情報を医学と医療に役立てる「医療情報学」分野に転じました。

この頃、多くの企業にビジネスの助言を求められたのを機に英国の大学のＭＢＡを取得。41歳から5年間、東京大学の准教授として保険医療制度の研究に携わりました。

その後、福島県の会津大学教授として医療機器開発にキャリアの後半を捧げる予定だったのですが、２０１１年３月に起きたあの東日本大震災がそうはさせてくれませんでした。震災直後の被災地は、放射線についての誤った情報や噂が飛び交い、混乱の極致にありました。私は核医学の専門家としてこれを看過できず、正確な情報を発信していました。しかし、震災後１年ほどで意見の違いから大学を去ることになりました。

これを転機と捉えて２０１２年７月に外資系製薬企業に入社し、経営企画本部に所属しました。前月に50歳になったばかり、まさに知命の転身でした。

さらに、海外企業向けの薬の承認プロセスを支援するコンサルティング会社、54歳で医療機器の会社に転職し、国内外を移動する生活が始まりました。

現在、僭越ながら、「医療未来学者」を名乗ることもあります。医療未来学、medical futurologyとは、医療の未来について、医学的、医療的、科学的、社会学的、経済学的にさまざまな角度から分析し、あるべき未来の医療について研究する学問領域です。海外、特に欧米にはこれを専らとする学者がいますが、日本においては稀有だと思います。

本書で展開される医療や病気に関する未来の予測は、このように医療業界を網羅的に渡り歩き、さまざまな現場に立ち会った経験を元にしたものだということをここに申し添えておきます。

目次

第2章　イノベーションが変える医療の体制　67

Ⅱ　病と健康をめぐる常識／非常識

第3章　本当の「健康」って何？

第4章　日本人の貧しい医療リテラシー

Ⅰ　未来の医療ロードマップ

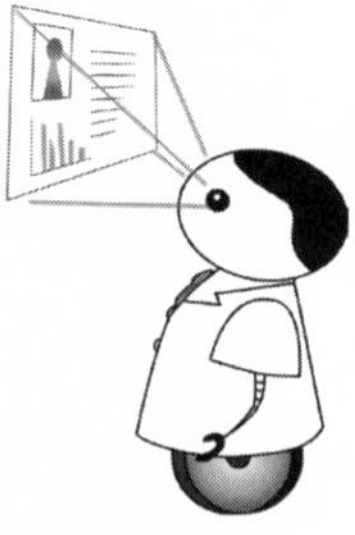

第1章　未来の病気年表

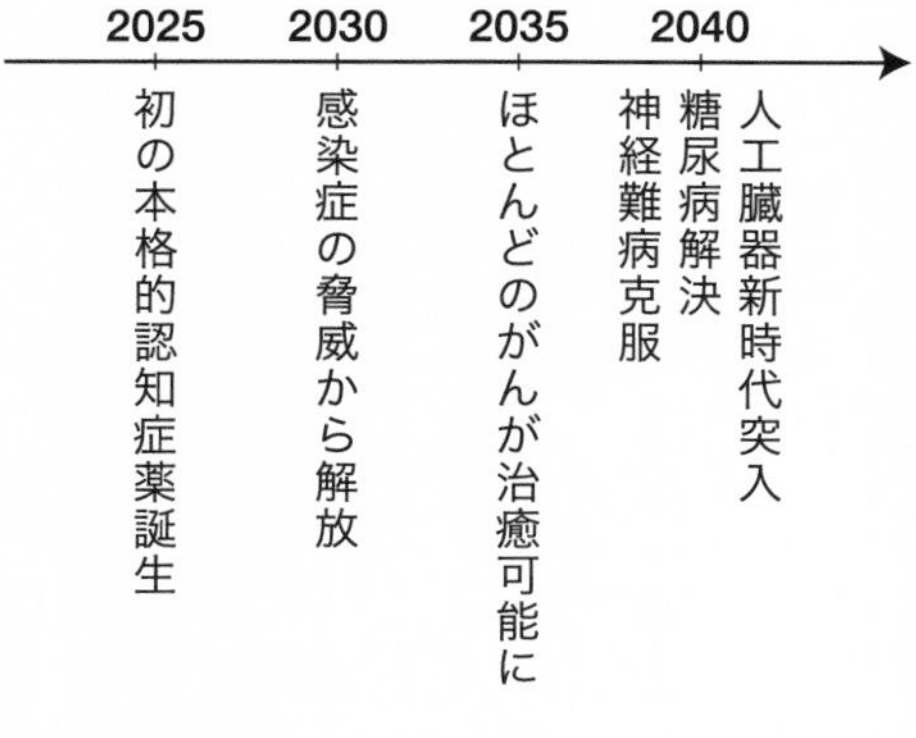
2025
初の本格的認知症薬誕生
2030
感染症の脅威から解放
2035
ほとんどのがんが治癒可能に
2040
神経難病克服
糖尿病解決
人工臓器新時代突入

1　2035年、ほとんどのがんが治癒可能に！

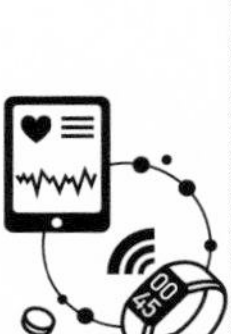

「病気で簡単に死なない時代」に

紀元前2600年頃、古代エジプトの神官・イムホテプが数百種類の病気の診断方法、治療方法をまとめた書を記してから約4600年。そして紀元前420年頃に古代ギリシャのヒポクラテスが、医学を呪術や祈禱《きとう》から切り離し、科学としての医療の基盤を築いてから約2500年――。

2020年現在、医療はついに完成期に入りつつあります。もうすでに、人が簡単に死ななくなっているという実感がある方は多いのではないでしょうか。そして、あと数年経てばその状況はさらに進み、「病気で簡単に死なない時代」が確実にやってくるでしょう。永いあいだ人類にとって最大の難敵の一つであったがんにしても、「死なない病気」の一つに成り代わっていくことは間違いありません。

がんが人類にとって厄介きわまりないものであった根本的な理由は、この病気独特の「多様性」にありました。

たとえば同じ大腸がんでも、病気の進行度合いや治療に対する反応は個々の患者さんによって全く違いますし、患者さんの数だけ異なるがんの様相があると言ってもいいほどです。そのような病気に対しては、医療の常套手段である「類型化」は困難であり、医師たちは症例ごとに毎度頭を悩ませなければいけませんでした。

しかし1990年代以降、手術や放射線、抗がん剤など既存の治療法をうまく組み合わせることにより治せるがんが一気に増えたこと、そして2005年頃に画期的なジャンルの薬が開発されたことにより、臨床上でがんの持つ多様性は、それほど大きな障壁ではなくなってきました。

がんは遺伝子疾患

どうしてそのようなことが可能になったかというと、がんの本質は基本的に遺伝子の異常によって引き起こされる遺伝子疾患であり、2000年代に入ってから個々の人の遺伝子配列を解析する技術が飛躍的に高まったからです。この結果、遺伝子に直接アプローチする「分子標的薬」という治療薬とそれを中心に据えた治療法が開発され、確立しました。

2020年に流行拡大した新型コロナウイルス（SARS-CoV-2）は、規模としては1918年のスペイン風邪以来のものであったでしょう。しかしこのウイルスの全塩基配列は、

2020年の2月4日には早くも『Nature』誌に掲載されて明らかになっています。中国の武漢で最初の患者さんが入院した2019年12月12日からわずか2ヵ月足らずのことであり、ウイルスの特徴が明らかになるまでの時間は、歴史上の他の感染症と比較して圧倒的に短期間でした。

このように遺伝子の解析技術は今日では目覚ましいレベルに達しており、がんの治療にも絶対的な恩恵をもたらしています。たとえば将来的に乳がんを発症する人であればその人にどのような遺伝的な特徴があり、その人が実際にがんを発症したときにはどれくらいの大きさでどの程度の速さで病気が進行するか——こういったことが、患者さん一人ひとりの遺伝子を解析すれば確実に把握できるようになったのです。

分子標的薬

「分子標的薬」はこの遺伝子の解析技術が生み出した抗がん薬であり、患者さん個々の遺伝子情報をもとに、がんを引き起こす特定の遺伝子の異常を攻撃してがんを治療します。がん細胞の生存に必須な分子を攻撃し、がん細胞を縮小、もしくは死滅させるのです。

分子標的薬の開発は、乳がん、胃がん、血液がんから始まり、次第に難易度の高いがんに移行してきました。2010年代に入ってからは、いよいよ治療の難しいがんの代表格

年代	1960	1970	1980	1990	2000	2010		2020	2030
検査科学（遺伝子解析含む）	・DNA/RNA解析の黎明	・検査科学の確立（生化学等）	・PCR発明（第1世代シーケンサー）	・遺伝子解析進む	・次世代シーケンサー開発の加速	・コンパニオン診断 ・全ゲノム解析 ・機器のコモディティ化	⇨	・AI活用、ビッグデータ	・がん遺伝子と個人遺伝子情報のマッチング精緻化
画像診断	・胃がんバリウム検査が日本で開始	・CT	・MRI ・PET	・CT/MRI技術の長足進化 ・画像のデジタル化	・画像診断の精細化、コモディティ化	・AI画像診断の導入	⇨	・マイクロ画像 ・非侵襲技術（光CT等）	・個人レベルのセンサー活用
治療法	・手術 ・対症療法	・抗がん剤黎明期	・抗がん剤の改良進む	・抗がん剤の普及	・分子標的薬	・チェックポイント阻害剤	⇨	・チェックポイント阻害剤と抗がん剤の組み合わせ療法 ・光免疫療法	・原因遺伝子ごとの治療法確立
がんのグループ	①治療しやすいがん：胃がん、甲状腺がん		☑	☑☑	☑☑☑	☑☑☑	⇨	☑☑☑	☑☑☑
	②中程度のもの：大腸がん、直腸がん、白血病、乳がん			☑	☑☑	☑☑☑	⇨	☑☑☑	☑☑☑
	③難治性がん：膵臓がん、胆管がん				☑	☑	⇨	☑☑	☑☑☑
	④希少がん、機序不詳のもの						⇨	☑	☑☑

がん治療年表　凡例 ☑：少数が治癒　☑☑：多数が治癒　☑☑☑：ほとんどが治癒

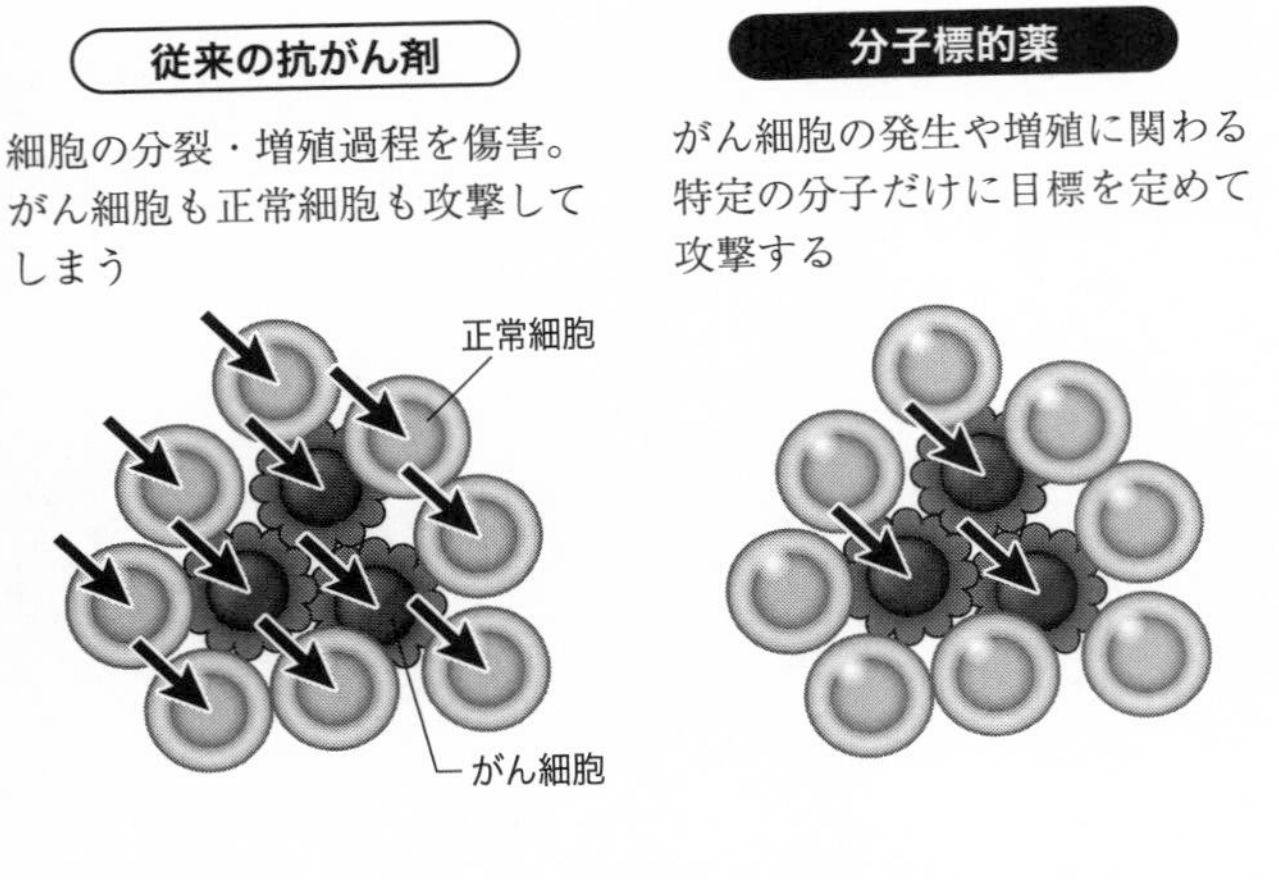
従来の抗がん剤
細胞の分裂・増殖過程を傷害。がん細胞も正常細胞も攻撃してしまう
正常細胞
がん細胞
分子標的薬
がん細胞の発生や増殖に関わる特定の分子だけに目標を定めて攻撃する

分子標的薬の働き（Doctorbookをもとに作成）

である膵臓がんさえも標的にし始めた、というわけです。なお、膵臓がんの分子標的薬開発には、２０２０年現在、世界の10社以上の製薬会社が名乗りを上げており、その中には日本のバイオテクノロジー企業であるタカラバイオなども含まれています。

免疫チェックポイント阻害剤

現代のがん医療には、分子標的薬と並んでもう一つのゲームチェンジャー（ある分野の状況を一変させてしまうモノ）が存在します。２０１８年のノーベル生理学・医学賞を受賞した本庶佑博士らが開発した「免疫チェックポイント阻害剤」がそれです。

がん細胞は、ある段階に達すると人間の免疫細胞にブレーキをかけてきます。免疫

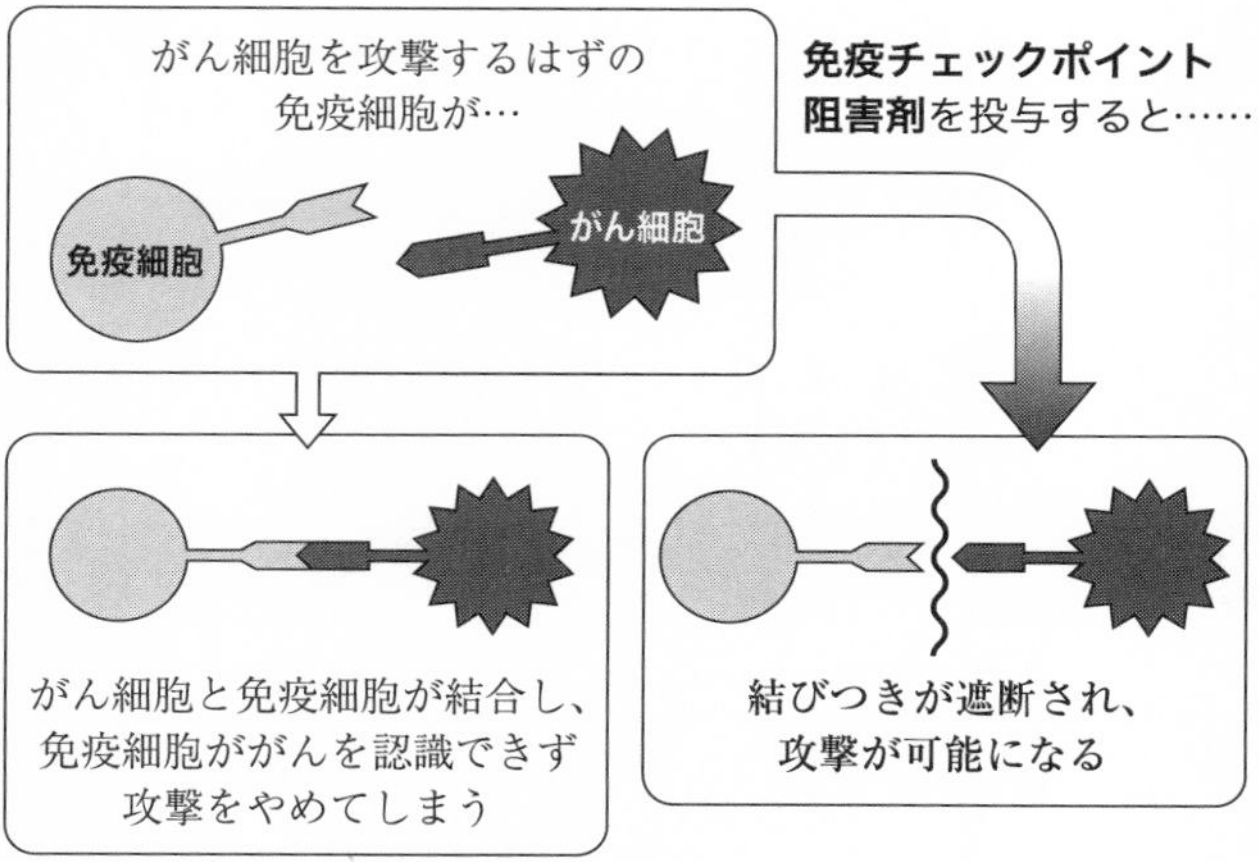
がん細胞を攻撃するはずの
免疫細胞が…
免疫細胞
がん細胞
免疫チェックポイント
阻害剤を投与すると……
がん細胞と免疫細胞が結合し、
免疫細胞ががんを認識できず
攻撃をやめてしまう
結びつきが遮断され、
攻撃が可能になる

免疫チェックポイント阻害剤の働き（Doctorbookをもとに作成）

チェックポイント阻害剤は、このブレーキ（免疫チェックポイント）を阻害することで人間本来の免疫力を目覚めさせ、がんと戦わせるという薬です。

さらにＩＴ企業「楽天」のグループ企業である楽天メディカルでは、がん細胞に発現するタンパク質と結合する抗体に光感受性物質を付加した薬剤を注射し、病変に非熱性赤色光を照射することでがん細胞を破壊する「光免疫療法」というがん治療法の開発に取り組んでいます。２０２０年６月に国内で承認申請されています。

この楽天メディカルを設立するにあたって、楽天の三木谷浩史代表取締役会長兼社長はまずアスピリアン・セラピューティクスという米国西海岸の医療ベンチャー企業に個人で167億円を出資（その後に楽天も100億円を投資して楽天メディカルに社名変更）したと言われています。三木谷さんががんの先端治療法開発にそれほどの執念を燃やした背景には、ご尊父を2013年に膵臓がんで亡くしたことも影響しているようです。

いずれにしても、がん医療の世界にブレークスルーをもたらした分子標的薬に加えて、新たな技術も加わることで、膵臓がんや胆管がんなどの難易度の高いがんについても克服されていくことになるでしょう。

2030年代には解決

2020年現在におけるがん医療は、分子標的薬と免疫チェックポイント阻害剤という二大ツールをどう組み合わせるか、その最適解を見つけ出すための段階に入っています。

この最適解を見出すのに当初予想されていたよりも時間がかかっていることを悲観的に考えている人も医学界にはいます。二つのゲームチェンジャーを組み合わせれば飛躍的に治療がうまくいくようになるはずが、意外と組み合わせがうまくいかない、これはどういうことだろう？　というわけです。

ただこうした「AとBの組み合わせがうまくいかない」ということは科学が発展する上では常に起きてきたことであり、歴史的には必ず解決されてきたことでもあります。

解決課題がはっきりと見えているのですから、2030年から2035年頃には見つかっているはずです。その意味で、がん医療がさらに発展することに、私は何の疑いも持っていません。

2 ワクチン開発、人類は新型コロナの「失敗」から学べ

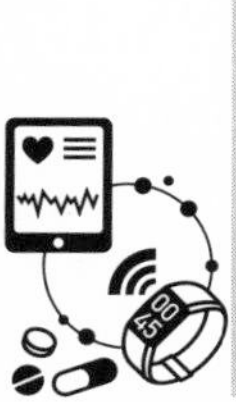

ワクチン開発の難しさ

前節で私は、新型コロナウイルスの全塩基配列が判明するまでの期間が非常に短かったということを書きました。最初の患者さんが報告されてから配列に関する論文が世に出るまで、実に2ヵ月弱だったのですから、これは医学分野にずっと携わっている私から見ても、驚きに値することでした。

なにごとも、敵を知ることから始めないと進むことはできません。「彼を知り、己を知れば百戦殆《あや》うからず」（孫子）です。その意味で、SARS-CoV-2の配列がわかれば、もう

「勝ったも同然」と思った方も多かったのではないのでしょうか。

しかし、ワクチン開発は平坦な道のりではありません。もう少し、ワクチン開発について、記してみたいと思います。

新型コロナウイルスはＲＮＡウイルスです。細かなところを省いて書くと、ＲＮＡウイルスとはＤＮＡウイルスとは異なってごく単純な形状をしていて、変わり身（変異）の速さを特徴としています。その特徴ゆえに、ワクチンを作るのが一段と難しいのです。じっと椅子に座っていないモデルの似顔絵を描くのが難しいのと同じです。それゆえに、歴史的にＲＮＡウイルスに対するワクチン開発の成功例は実はほとんどないのです。皆さんが知っている有名な感染症でも、ＨＩＶ感染症（ＡＩＤＳ）やエボラ出血熱についてのワクチンは今でもまだ開発されないままです。

このSARS-CoV-2についても、現在26のプロジェクトが先行し、人間への投与試験（治験）を開始していて、さらに１３９のプロジェクトが前臨床という、人間に投与する手前の段階にあります（２０２０年7月31日現在。ＷＨＯホームページより）。26個も先行プロジェクトがあるのに、さらに１３９個も後追いしているということ自体が、開発の難しさを際立たせてしまっているとも言えます。

そもそも薬やワクチンの開発は、「ほとんどのものは途中で断念」というのが通り相場です。そのことは業界では常識なのですが、一般にはあまり知られていないような気がします。「26のプロジェクトが有望」であっても、それがすべてコケてしまうことも、可能性としては十分にあるのです。

もちろん、成功することだってありえるし、私も早期のワクチン到来を期待していないわけがありません。ただ、うまくいく場合といかない場合の両方を考えておくことは必要なのだと思います。先ほどの「己を知る」ということとも関わるのですが、人類や自分自身がワクチンにどういう期待をしているのか、理解しておく必要があると思うのです。「開発がうまくいってほしい」と社会が願っているからうまくいくものではなく、開発の成否はもっと科学的、論理的なものです。

それと、ワクチンと治療薬では大きな違いがあります。治療薬は病気の人に使うので、小さなリスクが許容されることはあります。具体的には、副作用があっても、その副作用を利益が上回っていれば治療に使うことは可能です。もちろん、治療薬の場合であっても安全性は極めて重要なのですが、ワクチンの場合は健康な人に投与することが前提なので、安全性に関する要求度はさらに高くなるのです。

また、ワクチンは大量に作らないといけないので、工場のラインを用意したり、配布する方法を考えたりすることも重要です。開発企業は、ワクチンを作り出すことに専心しつつ、そういう準備もしなくてはいけないのです。

失敗から学ぶ

この原稿を書いている段階でワクチンがいつできるか予想することはできません。開発に着手しているプロジェクトの数も書きましたが、残念ながらそのほとんどは失敗します。仮にワクチンができても、性能のよいものが最初にできるという保証もありません。

第2章で触れるように、創薬の開発技術はこのところ長足の進歩を遂げていて、複数の候補を同時に調べたり、ビッグデータ技術を使って病原体と薬の隠れた関係性を調べたりできるので、20世紀とは様変わりしています。

それでも新型コロナへのワクチンがすぐにできないのは、創薬技術が完成の一歩手前であるということに加え、製薬会社の開発工程や、各国の規制当局の承認プロセス、そして、前述の大量製造、国際流通の整備などを同時並行して大急ぎで実行することが必要になる事態を全く想定していなかったからでもあります。

翻《ひるがえ》って、今後新たに現れる難敵に向けて、今回の苦い経験を糧に、闘い方、開発のコツを活用することができます。その効果は相当に大きく、今から10年のうちには、来るべき新しい敵への迎撃準備は完璧になるでしょう。同時に、情報シェア技術も革新的に進歩し、情報に振り回されて敵を過度の脅威と受け止める愚は繰り返さなくなります。次の難敵ウイルスが現れる際には、今回より遥かにうまく人類が闘えることは確実なのです。

3 乳がん予防のための乳房除去が新たなトレンドに

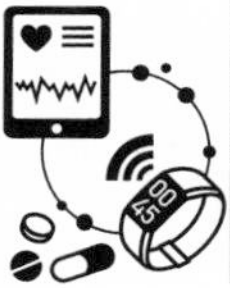

乳がん予防で健康な乳房切除

2000年代の初め、アクション映画『トゥームレイダー』シリーズなどに出演し、その後ハリウッドを代表するスターであるブラッド・ピットと結婚し離婚、現在は映画監督としても活躍しているアンジェリーナ・ジョリーという世界的な女優さんがいます。その彼女が2013年5月、乳がん予防のために両乳腺を切除する手術を受けたことを明かしました。両側の乳房がどちらもがんになったわけではなかったのに、将来に自分がかかるかもしれない乳がんの予防のために、健康な乳房を切除したのです。

ジョリーさんがなぜそのような極端なことをしたかというと、乳がんと卵巣がんの発生率が高くなるとされる遺伝性乳がん卵巣がん症候群（HBOC）の原因遺伝子とされる「BRCA1」（他に「BRCA2」があります）というがん抑制遺伝子に変異が見られ、医師から「乳がんになる確率が87％」だと診断されたからでした。ジョリーさんは自分の母親が56歳のときに卵巣がんで亡くなっていることもありこの診断に納得。手術を決断したとのことです。

彼女が『ニューヨーク・タイムズ』への寄稿文でこの事実を明らかにすると、そのインパクトは全世界に波及し、遺伝子診断を受けた上で乳房を予防切除してほしいと希望する動きが世界各国の女性たちの間から出てきました。

これと同じ観点により、2020年4月からは、ついに日本でもこのHBOCを対象に、乳がん予防のための「リスク低減乳房切除術・乳房再建術」「リスク低減卵管卵巣摘出術」に対する保険適用が認められることになりました。

もっとも、現状では日本で保険適用が認められるのは、乳がんの場合で言うと、HBOCの患者さんで、かつ過去に左右どちらかの乳房で乳がんに罹患《りかん》したことのある人がもう片方の乳房を切除する場合に限られています。現在の厚生労働省の認識では、乳がんの既往歴のある人はもう片方の胸にもがんが発生する蓋然性が高いので保険適用しやすいが、両乳房とも健康な人が予防のための手術を受けるとなると高い医学判断を要するので保険適用にそぐわない、ということだと思います。

将来的には、乳がんの既往歴がなくとも乳がんを引き起こす遺伝子の異常さえ見つかれば保険適用が認められる仕組みに変わるかもしれません。また保険適用が承認されるより早く、自費診療で手術に踏み切る人が出てくる可能性もあります。

乳房再建手術の重要性

なお乳房を切除した場合、お尻などの部分の肉を使って行う乳房再建手術を受けることで外見を元通りにすることが可能です。この再建手術については、2013年から、乳がん全摘出後の患者さんに限り健康保険の適用になりましたが、その他のケースでは今でも自費診療扱いです。アメリカの保険制度でも、保険料の高い、手厚い医療保険に入っている人ならば再建までやってもらえますが、最低限の保険にしか入っていない人は受けられません。

ただ、乳がんの手術において再建手術が占める位置は極めて大きく、必ずセットで受けるべきであると私は考えています。

なぜなら現代において乳がんはもはや死につながる病気ではなく、アンジェリーナ・ジョリーさんのように若い時期に手術を受けた人でなくても、乳がんの切除手術を受けた後の患者さんには、長い人生が待っているからです。そうした人たちが術後に他の人たちと何も変わらない外見を保てることは、単なる美容上の問題にとどまらず、QOL（クオリティ・オブ・ライフ＝生活の質）の問題として大きな価値を持ちます。

乳房を切除したままの状態だと、水着を着て泳いだり、スポーツウェアを着てジムに行ったり、ということにはどうしても腰が引けがちになります。人前に出ること自体を避けるようになる人もいるでしょうし、そうなるとおのずと気持ちの上でもストレスを抱えやすくなるでしょう。健康によいことは何もありませんし、切除後の健康寿命を縮めてしまうことにもなりかねません。乳房の再建手術は、切除術の実施からなるべく時間を置かずに受けたほうが仕上がりも綺麗にできると言われていますし、術後にすぐにでも受けたほうがよいのです。

私の大学時代からの友人で現在はアメリカに住んでいる女性も、50代の半ばで乳がんになり乳房を切除した際には、現地の医師から再建手術を受けることを強く奨められたそうです。

ただ日本では乳房再建がまだあまり一般的でないのに加え、がんの切除という大きな手術を受けた直後だと患者さん自身もあまり次のことに頭が回らないこともあってか、積極的に再建手術を受けようとする人はそれほど多くありません。しかしそういう人であっても、手術後数年が過ぎたあたりから不自由を感じ始め、後悔する人さえ少なくないのも現実です。

ですから私は、乳がん切除後の乳房再建手術の重要性は、もっと啓発されるべきであると考えています。

4 2040年、遺伝子解析とAIで神経難病克服

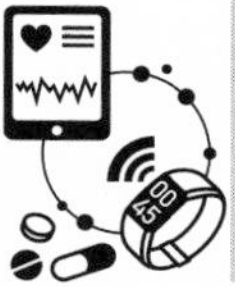

ALSへの分子標的薬投与へ

2019年7月に行われた参議院議員選挙では、筋萎縮性側索硬化症（ALS＝Amyotrophic Lateral Sclerosis）の患者である舩後靖彦さんが新党「れいわ新選組」から出て当選し話題になりました。報道によれば、舩後氏は42歳のときにALSを発症、それ以来、全身の筋肉が少しずつ麻痺して歯ブラシやペンなどが持てなくなり、発症から2年後には人工呼吸器と胃ろうの使用を余儀なくされたとのことです。

ALSは、筋肉を動かす神経細胞（ニューロン）に異常が発生することで脳からの指示が筋肉に伝わらなくなり、手足だけでなく喉や舌などが障害されます。症状が進行すると、呼吸に必要な筋肉まで動かなくなってしまう病気です（ただし多くの場合、知覚や内臓の機能などはダメージを受けません）。罹患率は、およそ10万人に1～2・5人であるとされ、2018年に亡くなった「車椅子の物理学者」スティーブン・ホーキング博士もALSの患者でした。

しかしこのALSに関しても、遺伝子解析の手法とそれを元にした分子標的薬の投与により、新規の発症が抑え込めるようになるのも遠くないという期待が持たれています。

2019年7月、東北大学「東北メディカル・メガバンク機構」の研究グループが、ALS患者の細胞からiPS細胞を作ることで病気を再現し、変形した神経細胞からALS発症の原因となる遺伝子を特定しました。この発見が正しければ、この遺伝子を標的とした分子標的薬が開発されるのも時間の問題となります。

SMA治療薬承認

筋ジストロフィー症、パーキンソン病などは、いずれも神経細胞（ニューロン）が変化して起きる遺伝性の希少疾患です。これと同種の病気に、脊髄のニューロンの障害で四肢の筋力低下や筋萎縮が進行する脊髄性筋萎縮症（ＳＭＡ＝Spinal Muscular Atrophy）があります。

新型コロナウイルス対策の方針が安倍晋三総理大臣から示された専門家会議の初回開催日と重なってしまったために、一般的には大きなニュースになりませんでしたが、２０２０年３月19日は、このＳＭＡの治療に関する画期的な日となりました。スイスの製薬大手ノバルティスが開発したＳＭＡの治療薬「ゾルゲンスマ」が厚生労働省に承認され、２歳未満の乳幼児へ保険で治療ができるようになったのです。

ＡＬＳやＳＭＡをはじめとする神経難病、あるいは他の遺伝子疾患すべてに言えることなのですが、遺伝子の異常が心筋や呼吸筋などを麻痺させるほどに進行してしまうと、そこから機能を回復させる治療はほとんど不可能になってしまいます。

しかし、筋肉への障害が起きる満２歳までのうちにニューロンの異常を補正することができれば、発症を未然に食い止めることができます。ゾルゲンスマはこの治療効果を１回の投与で得られるとされているのです。

世界で最も高額な新薬

もっとも、ゾルゲンスマが注目されているのは、アメリカで２０１９年に発売された際の薬価が１患者あたり２１０万ドル（約２億３０００万円）という「世界で最も高額な薬」であった、という理由もあります。その後、厚労省の諮問《しもん》機関である中央社会保険医療協議会（中医協）の議論で日本における単価はそれよりもだいぶ安い1億6707万7222円に落ち着きましたが、それでももちろん国内最高、史上初の「億超え」新薬の登場でした。

ゾルゲンスマはもともとアメリカのアベクシスという医療ベンチャーが開発したものです。ノバルティスは2018年4月にアベクシスを買収するのに87億ドル（約1兆円）という巨費を投じました。どんな薬でも、利用する人が多ければ単価は下がっていくものですが、ゾルゲンスマの投与対象と見込まれるSMA患者は日本では年間25人程度という典型的な希少疾患であるため、ノバルティスも価格を簡単には下げることができないのです。

とはいえ、日本では患者の年齢や所得に応じて高額療養費の自己負担額に上限を設ける「高額療養費制度」があることに加え、子どもの場合は自己負担を全額助成する仕組みのある自治体も多いことから、この治療における患者負担はほとんど発生しない見通しです。

5 神経難病児の遺伝子治療、「対象者はくじ引き」で製薬会社炎上

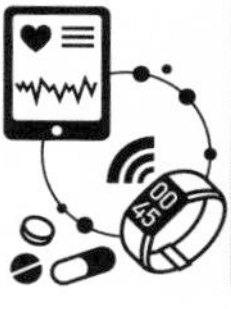

対象者は抽選で選出？

脊髄性筋萎縮症（ＳＭＡ）の治療薬として高い効き目がある一方で大変に高価な薬であるゾルゲンスマですが、この薬の製造元であるノバルティスが２０１９年11月にある計画を発表して世界的な論争を呼びました。米国以外の国に住むＳＭＡ患者の乳幼児にゾルゲンスマを「無償」で提供する、ただし対象となる患者の選出はノバルティスが「抽選」で行う、というのです。

ＳＭＡの全世界規模での正確な患者数は不明ですが、『ウォール・ストリート・ジャーナル（ＷＳＪ）』によると、欧州だけでも約１６００人の子どもたちが重度のＳＭＡに苦しんでいるとされます。日本の子どもならば高額医療の自己負担額を抑える制度のおかげで保護者の負担はごくわずかで済みますし、ＯＥＣＤに加盟しているそれ以外の国でも、それぞれの国の医療制度や保険制度を利用すればなんとか治療を受けさせることはできるでしょう。しかしゾルゲンスマを必要としているのは、何も先進国の子どもたちだけではあ

りません。

もともとノバルティスなどの世界的な製薬会社は、先進国相手のビジネスで巨額の利益を得る一方で、医療へのアクセスが困難な、発展途上国の人々の人命を軽視している、との批判を常に受けてきました。

たとえば、国連合同エイズ計画（UNAIDS）資料によると、2016年に世界に3664万人いるエイズ患者のうち、約7割にあたる2550万人はアフリカのサブサハラ（サハラ砂漠より南の地域の総称）にいるとされています。製薬会社が開発したエイズの進行を遅らせる薬は、2000年代になるまではこれらの地域を含めた開発途上国で、大半のエイズ患者が入手できない状態にありました。薬を必要としている人のうち、7割以上が利用できないのではグローバル企業に求められる社会的責任を果たせていないではないか、というわけです。これは非常に大きな問題だったのです。

そのため、HIVについては、2000年代以降、世界の巨大製薬会社が特許を主張し続けることをやめ、問題解決のための世界的な資金供給の流れが確立し、WHOとUNAIDSの主導で、先行薬の10分の1以下の値段のジェネリックが流通するようになりました。2016年現在では、アフリカでもHIV患者の約6割が投薬を受けられるようになっています。

この他にも近年では、世界の製薬大手各社がインフルエンザやエボラ出血熱の未承認薬をアフリカの最貧国などに無料で提供する「コンパッショネート使用（人道的使用）」を行ってきました。

ノバルティスもゾルゲンスマを、発展途上国の乳幼児を対象に無料で提供しようとしたものの、なにしろ高額なので対象となる全患者に提供する判断はできず、まず医師が申請書を提出し、適格とされた患者の中から、独立委員会が2週間に一度ごとに行う抽選を実施、これにより毎年100回分の投与を無料で提供する、という方法を提案しました。ところがこれが「乳幼児の難病治療薬を割り当てるには不適切な方法だ」として、患者団体などから大きな批判を浴びることになりました。

倫理的ジレンマ

この騒動を報道した前出『WSJ』の記事も、英国に拠点を置く患者支援団体「トリートSMA」の共同設立者であるキャクパー・ルチンスキーさんによる、「ラッキーな人は誰だ、と患者を争わせている。あまり救いにはならない極めて粗野なやり方だ」という声を紹介しています。

ノバルティス側の言い分としては、複雑な選択基準を導入すると一部の患者さんの権利を制限してしまう恐れがあるため、抽選というアプローチを選択せざるを得なかったのだ、ということです。そうはいっても超高額で、しかもまだ承認されていない薬を割り当てられる権利を製薬会社が抽選で選ぶことには倫理上の問題がつきまといそうです。

一応は「独立委員会が抽選する」とはいえ、ノバルティスに便宜を図ってくれそうなその国の有力な政治家や、その支援者の子女が優遇される可能性を排除できるかどうかわかりませんし、ルチンスキーさんが言うように、患者同士を無意味に争わせ、疑心暗鬼に陥らせる事態もありうるからです。

またノバルティスではなく、ユニセフなどの国連機関が抽選を担当すれば公平ではないか、という意見もあるかもしれません。しかし、この種の組織の内情は一般の人が考えるよりはるかに政治的です。もっと公平性が担保できるとは、少なくとも私には思えません。

かといって、途上国に提供しないという選択は今さらできませんし、途上国の全患者さんに無料で提供してしまったら、製薬会社の採算は維持できないでしょう。この倫理的ジレンマの解決は、非常に難しいことのように思われます。

6 医学が発展するほど難病は増える!?

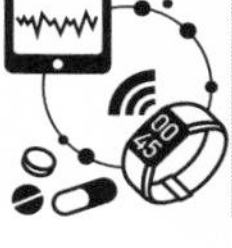

難病の定義

本書でもすでに登場している「難病」という言葉、読者の皆さんはこの言葉の定義をご存じでしょうか。実は日本においては「難病」に関する明確な定義があり、「難病か、そうでない病気か」についても公式な区分があります。

旧厚生省は1972年に「難病対策要綱」を策定し、ここで「原因不明、治療方法未確立であり、かつ、後遺症を残すおそれが少なくない疾病」「経過が慢性にわたり、単に経済的な問題のみならず介護等に著しく人手を要するために家族の負担が重く、また精神的にも負担の大きい疾病」を難病と定義しました。そして当時これに当てはまるとされた、ベーチェット病、重症筋無力症、全身性エリテマトーデス、スモンという四つの疾患が医療費助成の対象になりました。その後、対象疾患は徐々に拡大し、2009年10月の段階では、56疾患が対象になりました。

さらに2015年には「難病の患者に対する医療等に関する法律」(難病法)が施行さ

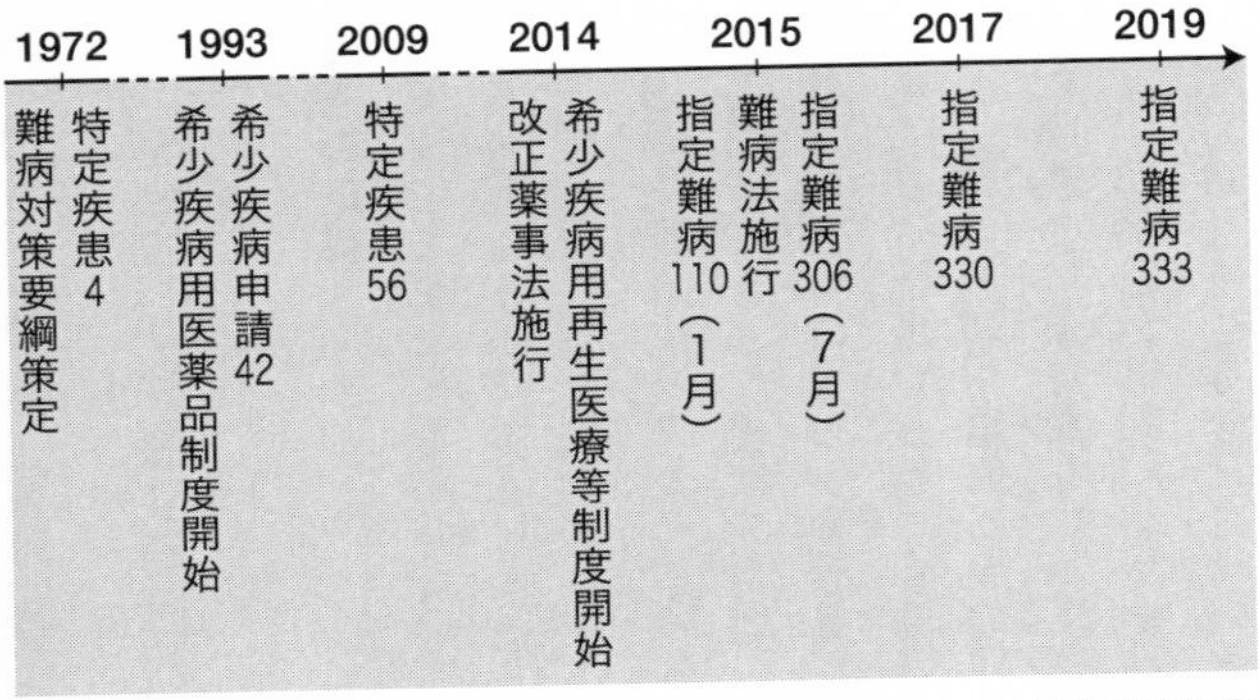

希少疾病年表

れ、この際に「患者数が一定の基準（国の人口の0・1%程度）より少ない」「客観的な診断基準がある」難病を「指定難病」とし、医療費助成の対象とするいわば仕切り直しの制度がスタートしました。この際に指定難病に認められたのは全部で１１０疾患でした。潰瘍性大腸炎、パーキンソン病、モヤモヤ病など、皆さんが聞いたことがある病気も多いと思います。

　では２０２０年8月現在、指定難病がいくつあるかというと、なんと３３３疾患に達しています。わずか5年で、難病が２００以上も増えてしまったことになります。令和に入って指定された３３２番と３３３番を示しますと、膠様滴状角膜ジストロフィー（角膜にアミロイドが沈着する遺伝疾患）、ハッチンソン・ギルフォード症候群（生後半年から2年で発症する遺伝性早老症の中で症状が最も重い病気）と、医師である私も聞きなれない珍しい疾患です。

増えるのは悪いことではない？

短期間にこれほど急増した理由は、まず難病法が定める指定難病の条件に「客観的な診断基準がある」という項目があること、そして難病法が制定される前、２０００年代に入った頃から医療技術が急速に高まったことによります。

奇妙に聞こえるかもしれませんが、本当に治療困難で、現代医学の手に余りそうな病気は難病カテゴリーには入らないけれど、「客観的な診断基準」が確立され、「医師たちの手になんとか負えそうだ」「うまくやれば治りそうだ」と見られる病気を難病と呼ぶのです。そしてそのリストが医学の急激な発達により急増しているというわけです。

そもそもある病気が難病と呼ばれるには、まずAという病気の存在が人間界に認識されていなければいけません。しかし遺伝子解析の技術が未発達だった時代には、病気AがBという別の病気と混同され、存在を認知さえされていないということがよくありました。それが遺伝子解析の技術により、病気Aと病気Bという別々のものとして分類することがようやく可能になったわけです。しかも現代では、遺伝子が特定できているということは、すなわち「手に負えそうな病気」であるということも意味します。

さすがに、難病リストに入ると必ずすぐに手に負えて即座に問題が解決していく、というような単純なものではありません。それでも、医学のレベルが高くなったことで、今後も難病のリストは増える一方でしょう。しかしそれは、悪いことでは全くないのです。

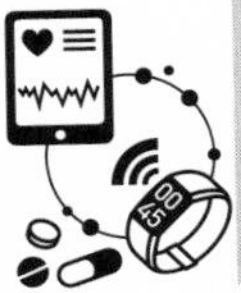

7 iPS細胞への優先的資金投入は間違いだった？

国家プロジェクト化したiPS細胞

山中伸弥教授が率いる京都大学の研究グループが2006年に作り出したiPS細胞が、「再生医療」の主役になる、という話は多くの方が聞いたことがあるでしょう。iPS細胞は「induced pluripotent stem cell＝人工多能性幹細胞」の頭文字をつなげたもので、理論上、生物の身体を構成するあらゆる組織や臓器に分化する「分化万能性」を持つとされる細胞です。人間の皮膚などの体細胞にごく少数の因子を導入し、培養するこの技術が確立されれば、将来的には拒絶反応のない移植用の人体組織や臓器の作製が可能になると期待されてきました。

なお、余談ながら、ｉＰＳと最初のｉを小文字に表記することについて、山中さんは「当時人気が出てきたｉＰｏｄをパクるというアイデア」と語っています。しかしこれは多分に、山中さんの関西人一流のリップサービスで、本当のところは、医学領域でちらほら見かけるｃＡＭＰ（サイクリックＡＭＰ）、ｍＲＮＡ（メッセンジャーＲＮＡ）などの小文字の使い方を真似たものなのだと私は思っています。

ｉＰＳ細胞と同じく分化万能性を持つとされているのが胚性幹細胞（ＥＳ細胞）です。これはヒトやマウスの初期胚から将来胎児の体のすべての元になる細胞を取り出し、あらゆる細胞に分化できる能力を維持させたままシャーレの中で培養し続けることができるようにしたものです。

ＥＳ細胞は、まず１９８１年７月にケンブリッジ大学遺伝学部門のマーティン・エヴァンズとマシュー・カウフマンがマウスの胚から培養する技術を確立したことを報告。そして１９９８年にはウィスコンシン大学のジェームズ・トムソン教授が率いる研究チームが、ヒト胚性幹細胞を単離、培養する技術を初めて開発しました。

ＥＳ細胞もｉＰＳ細胞と同様に再生医療を実現する決定打になることが期待されてきたものですが、ＥＳ細胞を使用するには、将来的に一人の人間となりうる胚（受精卵）を犠牲にしなければいけないという倫理的問題がついて回っていました。そのため、治験などを行う際には基本的に堕胎された胎児の細胞から取り出し用いるということで倫理的問題を回避してきましたが、そのことは研究や臨床開発の上でさまざまな制約を生むことになります。

これとは対照的に、患者が自分の身体から作り出すｉＰＳ細胞には倫理的な問題がないことから、再生医療の主役になるのはこちらではないかと、一時はみなされたわけです。だからこそ、この細胞を最初に作った山中教授が、２０１２年のノーベル生理学・医学賞まで受賞したのです。

日本政府もｉＰＳ細胞を軸とした再生医療産業を国の成長戦略に組み込もうと計画し、山中教授のノーベル賞受賞翌年の２０１３年から10年間で１１００億円を投じる大規模な国家プロジェクトを始動させました。同時にｉＰＳ細胞の工程表であるロードマップが内閣府のホームページで公表されるようになり、進捗があるたびに改訂されることになりました。

ロードマップ更新停止

ところがこのロードマップは、文部科学省のホームページ上で２０１５年12月４日に更新されたのを最後に、もう4年以上も更新されていません。それどころか2019年の夏には、このプロジェクトのうち、iPS細胞を培養して大学や研究機関、企業に供給する「iPS細胞ストック事業」の予算を10年計画の途中であるにもかかわらず国が削減しようとする動きまで浮上しました。

この動きはメディアでも取り上げられ、どのメディアも一様に批判的に報じたこともあって当初の予定通り2022年度まで支援を継続することが決定しましたが、こうした混乱が起きたのは、iPS細胞の将来性について、2019年1月頃から世界各国の研究者たちから疑問の声が上がるようになったことを背景にしています。

それらの異論が吹き出す過程は、公開の場であるTwitter上の議論を通じて観察することができました。現代ではどの分野であろうと、最も先端的な議論は、その分野の第一線に携わる研究者たちが英語で、Twitterを通じて行うのが普通です。iPS細胞の潜在能力についても、世界の20～30人の医学関係者たちが論文のデータをもとに「期待されていたほど万能とは言えない」「いやそんなことはない」という侃々諤々《かんかんがくがく》の議論を繰り広げていました。そしてその結論が、遅くとも2019年1月頃までには否定的なトーンでほぼ一致しつつあったのです。

ですからその議論をウォッチしていた私にとっては、それから9ヵ月後に「iPS細胞ストック事業」の予算がカットされかけたのは全く意外なことではありませんでした。

ｉＰＳは実用に適さない？

ｉＰＳ細胞に関して現時点で疑問視されているのは、「induced pluripotent stem cell」の「pluripotent（多能性）」の部分です。つまり、どのような組織、臓器にでも分化できるはずだと当初は考えられていたのが、実験を重ねていくうちに意外とそうでもない、ということが見えてきたのです。

ｉＰＳ細胞をごく単純化して説明すると、人間の正常な細胞では起こりえない無尽蔵の増殖を繰り返す細胞を作り出す技術、ということになります。ただこれはある意味ではがん細胞で起きていることとよく似たメカニズムでもあり、ｉＰＳ細胞は人間の身体にわざわざがん細胞を移植する行為と紙一重のようなところもあるのです。

したがってｉＰＳ細胞の場合、培養されてできたそれが「がん化」していないかどうかについてはよくよく注意深く調べなければいけないのですが、そのためには時間やコストがかかります。ｉＰＳ細胞の実用化に向けた研究がスムーズに進んでいる間はそれでも前向きに物事は進むのですが、基礎研究や実用化のステップが停滞するたびに、最終的な臨床的使用は商業ベース利用の段階で問題が起こるのではないか、という懸念がどうしても払拭されない、というのが現在の状況というわけです。

第3、第4の技術の登場

一方でES細胞は倫理的な問題は依然未解決ではあるものの、実際にES細胞を使うことで再生医療が成功した例が海外の論文で次々と報告されるようになっていて、近年では臨床的な成功事例もわずかながら出てきています。

さらには、ES細胞ともiPS細胞とも違う、しかしもしかしたらより有望かもしれない第3、第4の技術も登場しつつあります。

たとえば脊髄損傷患者に対して用いられる「ステミラック注」という製剤は、患者の骨髄液に0・1%程度含まれる間葉系幹細胞（体性幹細胞の一つ）を患者さん自身の血清を用いて培養、増殖させ脊髄を再生するというもので、その劇的な効果は実証済みです。

ところが日本の場合、日本発の技術であるiPS細胞に期待感が高いので、限られた資金や人的リソースをiPS細胞に優先的に割り振る一方で、それ以外の周辺分野の予算の大半を打ち切ってしまうということが起きました。これが国の科学技術戦略上、痛恨のミスであったことが、今になって明らかになりつつあります。

有り金を注ぎ込んでまで賭けたiPS細胞は残念ながらすぐには大樹の芽が出そうにな

いという状況です。それなのに今の日本の医学界も国全体も、自分たちが選んだ方向が「間違っていた」とは言い出しづらい空気がまだあって、大幅な軌道修正ができずにいます。これによって再生医療の発展がさらに遅れるのであれば、もったいないことになりかねません。

8 皮膚・心臓・腎臓……人工臓器は新時代に突入！

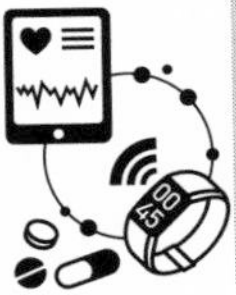

「臓器」とは

iPS細胞で回り道をしたかもしれませんが、再生医療そのものは将来性を約束された技術であり、20～30年ぐらいのスパンで考えれば、おそらくは第3、第4の技術の中から実用性が高く倫理的にも問題のないものが育っていくはずです。人類が昔から願っていた、老朽化した臓器を蛍光灯のように交換することは決して夢物語ではありません。

もっとも医師の常識では、臓器とは「一つの機能を司っている身体の一部」という以上のものではなく、心臓の弁や血液、歯や髪の毛も、胃や肺などと同じく臓器にほかなりません。その意味ではメガネやカツラ、入れ歯なども大きくは臓器の交換であり、人類はかなり昔から臓器の交換を行ってきたのだ、という言い方もできます。

加齢により水晶体が白く濁って視力が低下する白内障は、症状が悪化すると人工水晶体（眼内レンズ）に交換する手術を施します。これだって立派な臓器の交換ですし、大動脈弁を人工弁に入れ替えることも臓器移植の一形態です。

目や皮膚には目処

これ以外にも、たとえば目や皮膚に関しては、人工臓器が天然の臓器に代替できる目処《めど》がついてきています。

目については、先ほど否定的なトーンでお話ししたｉＰＳ細胞の技術も、角膜の置き換えに関しては臨床応用に近づいていて、これにより、この先、死体からの角膜移植に頼る必要はなくなってくるでしょう。

また皮膚に関しても、昔は重度のやけどなどで皮膚が大幅に失われた患者に対してコラーゲンやシリコンなどの材料を使ってきましたが、現在では患者さん由来の皮膚を元に培養した皮膚シートを使った熱傷治療などがすでに軌道に乗っています。こういった重症の皮膚の状況における生着には、加わった皮膚を異物と認識する免疫反応が問題になりますが、再生医療はこの問題を大きく解決しました。

2019年7月に起きたアニメ制作会社「京都アニメーション」の第一スタジオ（京都市伏見区）への放火殺人事件では、京アニの従業員36人が死亡し、33人が負傷する一方、容疑者の男性も全身の約90％に大やけどを負い、救命困難な状態に陥りました。

治療を担当した病院では、第三者の遺体から提供される移植用皮膚は数量が限られていることから、被害者に優先的に使用する方針を決定。容疑者の治療には、初期には人工皮膚を使用し、その後、容疑者自身の皮膚組織の一部から培養した皮膚を移植する手術を繰り返すことで救命に成功したと報じられています。多くの犠牲者を出した事件の容疑者を科学の粋を使って救命することの是非についてはここで述べる心算はありません。しかし、ともかくも、全身の90％にも及ぶ広範囲のやけどを、患者さん自身の組織を培養して治療したケースは他になく、結果として世界初の事例となりました。

3Dプリンターの技術進歩は目覚ましく、患者さんにフィットする人工皮膚を作成することはすでに可能になってきています。将来的には、この延長で研究開発が進み、3Dプリンターで印刷した皮膚を血管付きの構造にするかたちで実用レベル部分に達すれば、これを用いて治療できる時代が来るでしょう。

年代	2000	2010		2020	2030
試験管内実現	皮膚、角膜、骨・軟骨、リンパ球などが作成可能に	血液、神経、筋肉、心筋、肝・腎・膵臓などが試験管内で作成可能に	⇨	自己細胞の初期化	ほとんどの臓器の再生医療による作成が可能に
骨・軟骨	人工骨	顔面骨インプラント、軟骨インプラント	⇨	血管柄付き軟骨	血管柄付き大型骨
皮膚	皮下脂肪組織導入	付属器導入	⇨	3次元皮膚実用化	血管柄付き皮膚
目	人工眼内レンズ	多焦点眼内レンズ、角膜上皮細胞シート	⇨		人工角膜（人工網膜も）
心臓	他家由来生体心臓弁	心筋細胞シート、補助循環装置	⇨	伝導系の再生医療進化	血管柄付き移植片、独立型人工心臓
肺	ECMO確立		⇨	ECMO小型化	独立型人工肺の実用化
肝臓	肝細胞増殖法確立	肝硬変などの肝細胞増殖治療	⇨	肝遺伝子疾患の治療本格化	肝細胞生産技術確立、肝部分移植（交換）
腎臓	体性幹細胞の研究		⇨	携帯透析治療の実現	再生人工腎臓実用の本格化
血管	人工血管の自己組織化		⇨	血管再生因子技術の実用化、小血管の作成技術進化	長もちする再生血管の実用化
血液	造血幹細胞増幅技術	赤血球・血小板大量生産技術	⇨	培養血液による輸血	ES細胞技術の確立

人工臓器年表

（厚生労働省、文部科学省、日本人工臓器学会、SlidePlayer.us各サイト等をもとに作成）

心臓、腎臓にも光が

人工心臓についても、ｉＰＳ細胞技術を用いた心筋シートは実用的段階に突入していま す。また、補助循環装置と呼ばれる急性期に使用する外部心臓とも呼べる機器について、重症の急性心筋梗塞や重症心不全の急性期などに臨床使用が広まっています。

腎臓の場合も、週に2、3回も病院に通わなくてはいけない腎臓の血液透析医療の弱点を解決する携帯型透析治療装置が実現する日は近いと思われますし、その先には、腎臓そのものを丸ごと取り換え可能にする人工腎臓が体性幹細胞あるいはｉＰＳ細胞の技術の研究成就の先には見えてきています。

このように、皮膚以外にも、人工肺、人工心臓、関節（肘、膝）などはほぼ見込みが付いた状態にあります。今後は腎臓・肝臓など、難易度が高い臓器に研究の中心がシフトしていくことになるでしょう。

9 「超難関」血管再生にも期待大

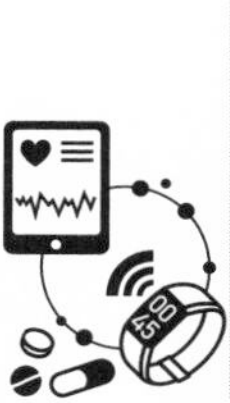

血管再生は重要かつ超難関

ただ人工臓器ということでいえば、腎臓や肝臓などの個別臓器以上に難易度が高く、かつ人間の健康寿命にとって重要なのが血管の再生技術です。

このことは、人間の身体を一棟の建物に喩《たと》えて考えるとわかりやすいかもしれません。肝臓や腎臓、肺のような臓器は一塊になっていますので、これを「取り替える」ことは、マンションの貯水槽やエレベーターを新しいものに取り替えるようなもので比較的イメージしやすいのではないかと思います。しかし排水管などの設備配管類はそう簡単に取り替えができません。マンションの平均寿命は通常46年と言われていますが、設備配管類がコンクリートに埋め込まれてしまっている場合は取り替え工事ができないので、骨組みなどの躯体部分に問題がなくても、配管が寿命を迎える築後25～30年時点でマンションそのものを取り壊さなければいけなくなってしまいます。給排水配管はつながっていますので、一部分だけ取り替えても全体としてケッカン住宅となり、あまり意味がありません。

人間の身体の場合、その内部のほぼ隅々まで大小の血管が張り巡らされていて、すべてつなぎ合わせれば長さ約10万km（地球2周半分）にもなります。それだけの長さの管を一本一本新しいものに置き換えていく作業は想像することさえ困難です。しかしマンションの給水管と同様、各臓器や組織に酸素や栄養を行き渡らせる血管が老朽化してしまったら、人間は生きていくことができません。

ＨＧＦへの期待

このように血管の再生を実現する医療は非常に難しいことではあるのですが、現時点でもしかしたらと期待が持たれているのが、ＨＧＦ（肝細胞増殖因子）を応用した技術です。ＨＧＦは、もともとは肝臓の細胞を増やす因子として１９８４年に日本で発見され、当初は肝臓病の治療薬として研究されていたものです。１９９５年に当時大阪大学の教授だった森下竜一さんが、ＨＧＦの遺伝子を投与することで血管を新しく増やす治療法を発表しました。

その後、創薬ベンチャー「アンジェス」がこのＨＧＦ遺伝子治療薬の開発を行っています。血管が詰まり血流が悪くなっている虚血性疾患に対し、血管を再生することで治療する画期的な薬になる期待が持たれています。

近年、このＨＧＦの開発に関する目覚ましい進捗が聞かれないのは少し気がかりなことですが、たとえば新たなブレークスルーがあるなど、今は予想できないかたちで一気に物事が進んでいくのかもしれません。

10 新型コロナ対策で「公衆衛生」の理解は広まった？

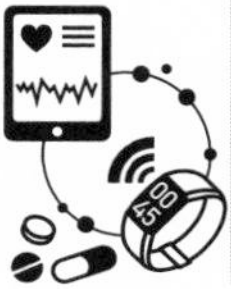

公衆衛生という考え方

新型コロナの第一波に見舞われていた２０２０年春頃の東京や大阪では、新型コロナではない患者さんや、そうかどうか見極められない症状の患者さんが、医療を受けることができないという問題が続出しました。Twitterなどでは、幼いお子さんを持つ母親による「子どもが高熱を出しているのに医者が診てくれない」といった悲鳴に近い声が数多く投稿され、世間の同情を集めました。

とはいえ、新型コロナかどうかはわからず、おそらくはそうでない人のほうが圧倒的に多い数千人の患者さんをすべて診察するとなると、医療体制のかなりのリソースをその部分の医療に割《さ》くことになり、この頃の行政や医療機関の最大の課題であり、全力を挙げて取り組んでいた目標、つまり、「医療体制が整い、また新型コロナ対応に医療側がある程度慣れるまでの時間稼ぎをする」を実現し、新型コロナの封じ込めをする作戦上は明らかにマイナスになります。

つまり、一人ひとりの医療と、社会全体の医療とのバランスをどうとるか、ということですが、こういうバランスこそが「公衆衛生」の守備範囲です。

今を遡ること１００年、１９２０年にアメリカの細菌学者チャールズ・エドワード・Ａ・ウィンスローが定義した「公衆衛生」は、「共同社会の組織的な努力を通じて、疾病を予防し、寿命を延長し、身体的、精神的健康と能率の増進をはかる科学や技術」です。この「公衆衛生」という言葉はおそらく一般にはあまりなじみがなかったと思われます。えっ、コウシュウ衛生って、歯を磨くこと？　というくらいに。新型コロナの流行拡大によって図らずも、表現こそ一般メディアでも使われるようになりましたが、個と社会のバランスに関わる「公衆衛生」の考え方は、現代社会において必須の存在であるにもかかわらず、依然として理解されにくい概念であり続けています。

予防接種は誰のためか

ともあれ、こうした公衆衛生の見地から行われる政策の一つの典型がインフルエンザワクチンの予防接種です。想像するところ、多くの日本人は、これが公衆衛生目的で行われていることをご存じないのではないでしょうか。

高齢者や糖尿病や心臓病などの基礎疾患を有する人、そして乳幼児を除けば、インフルエンザに罹患しても死に至ることはそれほど頻繁ではありません。したがってほとんどの健康な成人男女は、自分自身のことだけを考えるのであれば、その予防接種を受ける必要はないということになります。

ご存じのように、インフルエンザの特効薬がこの10年間、続々と市場に投入されるようになったことも関係しています。しかしそうした人であっても、自分自身が媒介者となって高齢者や乳幼児などインフルエンザに弱い人に伝染させてしまうリスクはあります。特に、高齢者や乳幼児と同居している人の場合、特にそのリスクは高まります。インフルエンザワクチンの予防接種は、そうした弱い人たちが死ななくて済むように実施されている面が多分にあるのです。

予防接種選択制の功罪

かつての日本では、1976年に小中学生を対象としたインフルエンザワクチンの予防接種が義務化され、1987年まで行われていました。しかし現在では大人のみならず子どもも、予防接種を受けるか受けないかは本人が自由に選択できるようになっています。

理解してもらいたいのですが、集団接種に効果がなかったから選択制になったのではありません。以前は100％近かった小中学生のワクチン接種率が数％に激減した90年代以降は、インフルエンザ脳症で死亡する児童の数は急増しました。そのことから考えると、高齢者を含めれば、年間約3万7000人から4万9000人の命を救っていたと考えられています。

このような状況があるにもかかわらずワクチン接種が強制されなくなったのは、端的に言うと、ワクチンに対する副作用懸念《けねん》が理由です。インフルエンザワクチンの場合、人によっては接種後のアレルギー反応でアナフィラキシー様症状（発疹、じんましん、赤み、かゆみ、呼吸困難など）が出ることがあり、数万人に一人の確率ではあるものの接種後の死亡例も、実際にあります。たとえ数万人に一人の確率であろうと、打つことによって死ぬかもしれない注射を個人の意思を無視して打たせることはできないのです。

これについては、ワクチンというものは「健康な人に注射する」ことが前提の薬だということを深く理解する必要があります。もともと健康な人が、わざわざワクチンを打ったために副作用を起こして健康を損なってしまうのでは、元も子もありません。予防目的で健康な人に用いるものであるからこそ、治療に用いる通常の薬と比べても、いっそう注意深い安全性のチェックがワクチンには必要になります。

誤解のないように申し添えますと、もちろん治療薬であったとしても、安全性は極めて重要であり、軽視してよいなどということはありません。しかし、健康な人に注射する前提があるワクチンでは、高度なレベルの安全性が必要になります。ワクチンの宿命的な性質と言ってもよいと思います。

子宮頸がんワクチン問題

このように、「公衆衛生を優先するのであれば絶対にやるべき」であるにもかかわらず、個人の選択権にもろに対立してしまうがゆえに広まっていない状況は、現代にはたくさんあります。

特に子宮頸がんワクチン（HPVワクチン）の問題は皆さんの記憶にも新しいと思います。このワクチンは、2010年に厚生労働省がせっかくワクチン接種緊急促進事業に加えたのに、全身の痛みやしびれなどの副作用がマスコミで過剰に喧伝された結果、201

3年6月以降は「積極的な接種勧奨の差し控え」が続いています。このケースなどは、公衆衛生と個人の選択権のバランスの悪さが極端なかたちで現れてしまった例と考えることができます。

子宮頸がんはヒトパピローマウイルス（HPV）を原因とするがんです。日本では若い女性を中心に毎年約1万人が罹患し、約2800人が亡くなっている病気ですが、子宮頸がんワクチンの接種を国のプログラムとして実施している英、米、オーストラリア、北欧などの国々では、発病率が統計学的に有意に低下していることが報告されています。

また、世界保健機関（WHO）では世界中の最新データを継続的に評価した上で「子宮頸がんワクチンに関する安全性の問題は見つかっていない」と発表しています。2015年にはWHOのワクチン安全性諮問委員会が、日本で子宮頸がんワクチン接種の積極的な勧奨が中止されていることについて、「若い女性をHPVによるがんの危険にさらしている」と批判する声明さえ出しています。それにもかかわらず日本では、世論の理解が得られていないとして接種勧奨を再開できていないのです。これは非常に大きな問題です。

なお、2020年7月に、国立がん研究センターが子宮頸がん検診のガイドラインを11年ぶりに改訂し、HPVに感染しているかどうかを調べるHPV検査も検診で実施することを推奨するとしました。同じ7月に、国際的には標準である9価（「価」は、ワクチンが有効なウイルス型の数を示します）のHPVワクチンの製造販売が医薬品医療機器総合機構（PMDA）によってMSD株式会社に承認されました。それまでは日本では、2価と4価の製剤しか承認されていませんでした。これらによって、HPVワクチンを巡る状況もようやく動き出していく可能性があります。

公衆衛生の理解のために

これらのケースに見られるように、個人の権利を制限する一方で社会全体の利益の最大化を目標とする公衆衛生の考え方をすべての国民に理解してもらうのはハードルが高いのも事実です。

人々がなるべくストレスを感じることなく公衆衛生に協力できるようになるような工夫、たとえば、ワクチンの予防接種が一定の合理的理由があって実施されているのだとわかりやすく広報するということを政治家や行政に期待するしかありません。そのことによって、100%完璧に理解するのではなくても、社会全体がある程度理解しながら受け入れやすいような仕組みが構築できると思うのです。

こういった意味で、2020年の春に、新型コロナ対策として日本政府や地方自治体がPCR検査の検査数を絞ったことや外来診療に来ないように求めたことは、公衆衛生という考え方を重視した賢明な行政的判断であっただろうと私は評価しています。

11 2025年、初の本格的認知症薬誕生

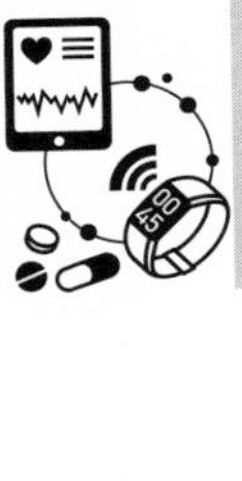

原因物質を巡る「失われた10年」

日本でも2016年に刊行されベストセラーになった『LIFE SHIFT――100年時代の人生戦略』の共著者リンダ・グラットン（ロンドン・ビジネス・スクール教授）によれば、2007年生まれの日本人の半数は107歳まで生きるという予測があります。

その「人生100年」時代を迎える上で避けて通れないのが、認知症との戦い、ないしは向き合い方です。認知症はその約68%をアルツハイマー型の認知症が占めており、これは長い間、人間の脳の中で作られる「アミロイドβ」というタンパク質が脳内に蓄積することで起きると考えられてきました。

認知症を発症している人の脳内に、アミロイドβが蓄積しているということは間違いな

い事実です。ただ、この物質が溜まっていること自体が認知症の原因なのではなく、なにか別の共通する原因によって認知症になったことを示している単なる結果なのではないかと疑いの目で見る説が昔から根強く存在しました。

そして２０１０年代も終わりになって、どうやら懐疑派の見立てのほうが正しかったことがようやくわかってきました。過去10年間、アミロイドβが脳に蓄積されるのを防ぐ薬があまた考案されてきたものの、そのどれもが失敗し、一つも有効性が確認できなかったからです。再生医療がｉＰＳ細胞に期待するあまり回り道をしてしまったのと同様に、認知症の研究でも、アミロイドβに注目しすぎたことによる「失われた10年」があったと思われるのです。

アミロイドβに代わって最近の研究で注目されているのは、タウ・タンパク質(タウプロテイン)という別のタンパク質です。この蓄積こそが認知症の原因なのではないか、あるいはこのタウ・タンパク質さえも原因ではなく、まだ全く正体不明の、人間の脳内に存在する「なにか」からタウ・タンパク質が作り出される際のメカニズムに疾患の本態があるのではないか――そうした議論が活発になっているのです。

新たなブレークスルーはどこに？

２０２０年現在の認知症研究の現在地は、アミロイドβ説を完全には諦めきれない一方で、タウ・タンパク質も無視できず右往左往しているのに近い状態です。それでも、創薬の方法論としては旧来の王道であるターゲットを見定めたアプローチなので、目下承認申請中の候補品なども含めて、２０２５年くらいまでに、本格的な治療薬が出始める可能性はまだあります。

ただ、そうした物質論的な話とは別に、「そもそも認知症とは治しうるものなのか」という議論さえ出てきています。認知症の治療法を研究している人たちは誰もが治療可能であるという前提に立って研究しているけれど、その前提がそもそも間違っているのではないか――そうした根本のところから疑わなければいけないくらい、過去10年の認知症研究は残念ながら失敗続きだったということなのです。

認知症については、新たなブレークスルーがもう一つ必要なのだと感じられます。それが疾患のメカニズムに関するものか、新たな治療技術の発明なのかは、わかりませんが……。

12 2040年、糖尿病すっきり解決！

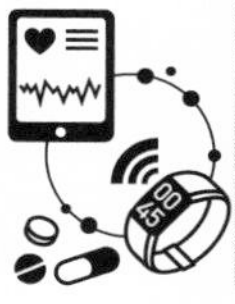

有望な糖尿病薬が続々登場

　認知症とは対照的に、非常に前途が明るいのが糖尿病です。なぜこの病気の治療法がそれほど有望かというと、一般に強く持たれている「生活習慣病」というイメージとは裏腹に、遺伝子疾患という要素が大変に強いからです。

　認知症には10年のあいだ有効なソリューションが何一つ出てこなかったのに対し、糖尿病治療では近年になって新しい治療薬や技術が山のように登場しています。その数を見るだけでも、有望なのは明らかです。

　もともと「糖尿病」という言葉は、少しばかり大くくりな概念です。細かく見ていけば同じ糖尿病にもさまざまな「型」が存在し、たった一つの薬や同一のアプローチで解決できるものではありません。しかし遺伝子の型に応じたタイプ別の治療を行えば、かなり抜本的に治すことができるようになるはずです。

　歴史的に糖尿病は膵臓のインスリン分泌が異常をきたす1型と、食事や生活習慣が原因とされる2型とを区別していました。前者については発症にＨＬＡ領域遺伝子が強く関係していることが以前からわかっていました。遺伝子に関する研究が進むにつれ、これを含む15程度の領域が関与することが明らかにされてきて、病態解明が急速に進んでいます。また、2型についても、２００７年にヒトゲノムの全遺伝子解析ができるようになって以降、人種ごとに数種類から10種類程度の遺伝子が発病に関与していることが解明されつつあります。

このように、糖尿病も遺伝子解析という現代科学が産み出したツールによって、その全容がわかる日は決して遠くありません。

治験が順調に進行しているという意味では、２０２５年には部分的に解決し始めると言っても構いませんし、２０３５年頃には糖尿病の原因遺伝子はほとんどすべて解明できているかもしれません。２０４０年まで行けば、もはや糖尿病という病気は臨床上、解決できている可能性が大いにあります。

第2章　イノベーションが変える医療の体制

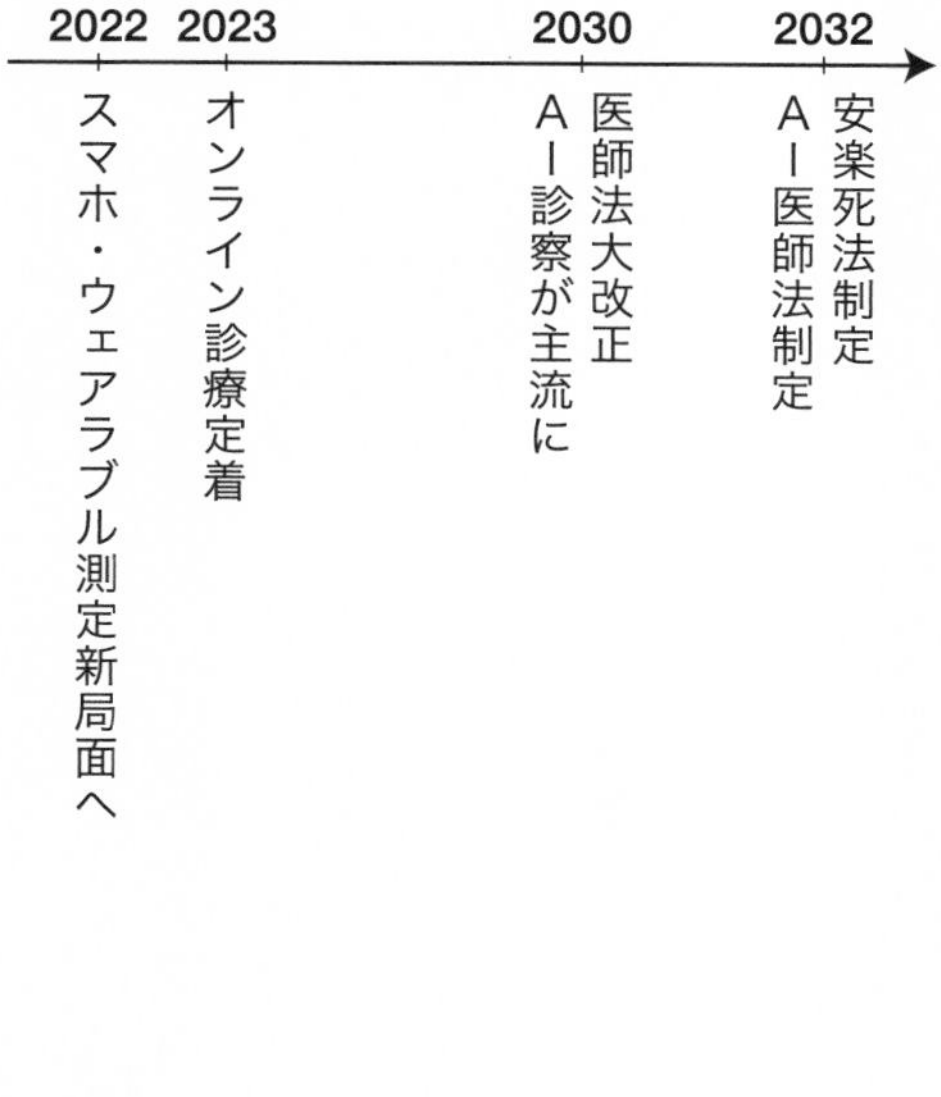

13　２０３０年、「ＡＩ診察」が主流に

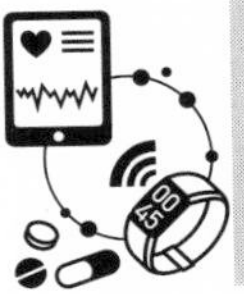

画像診断の精度はすでに人間を凌駕

　チェスや将棋に比べて、囲碁というゲームはＡＩが人間の棋力を上回るのは難しいと見られていた時代がありました。しかし、２０１６年３月に、当時の囲碁界において世界最強とみなされていた韓国の李世乭《イセドル》九段との五番勝負に、グーグル傘下のディープマインド社が開発した「アルファ碁（AlphaGo）」が４勝１敗で勝利しました。しかも、３連敗後の李九段が一矢を報いたとされた一局も、どうやらアルファ碁の「バグ」であったというおまけまでつきました。文字通り人間の完敗です。

　人工知能を構成する主要要素の一つである機械学習には「教師あり学習」と「教師なし学習」があり、アルファ碁の学びは「教師あり学習」から始まっています。数百年も昔から伝わる過去の名人たちの棋譜を記憶し、名人たちを教師とすることで勝ち方を学んでいったのです。

　しかしＡＩの実力が教師を超えてしまうと、「教師あり学習」ではもう成長できません。

実際、アルファ碁も、最強棋士に勝利した2016年以後は人間の棋譜ではなくコンピューター同士の対戦による「教師なし学習」を重ねてさらにぐっと進化し、「アルファ碁・ゼロ」という、AI囲碁ソフトとしての「新人類」がすでに誕生しているのです。プロ棋士の世界第一人者を蹴散らしてしまったアルファ碁でさえ、若きアルファ碁・ゼロに歯が立ちません。そして、現在では新人類AI囲碁ソフトたちの対戦から生まれた理解不能な棋譜を、彼らの使う評価関数を参考にしながら、人間の棋士が真似をして人対人の対戦に応用するというオドロキの段階に入っています。

これと同じことがまさに今医療の世界でも起こりつつあります。特にX線写真やCT、MRI、超音波画像などの画像診断の精度に関しては、AIの診断は人間の医師の追随を許さないレベルにすでに達しています。

実際、現在の日本においてAIによる画像診断ソフトウェアの開発で先頭を走っている、脳動脈瘤を見つける画像診断ソフトが動脈瘤を見つけた割合は開発段階のデータで77・2%。これは人間医師より約10ポイントも高い数値でした。

後述する医師法による制約の問題もあって、運用面となるとそう簡単ではないのですが、少なくとも技術的にはAIが人間の画像診断をすでに凌駕《りょうが》し、すぐにでも置き換え可能な水準であることは世間的にも知られつつありますし、多くの医師にとって「新しい常識」と言えます。

人間の五感を超えるのももう間もなく

もっとも、そんな医師の大半は、「画像診断のような分野はともかく、人間系――対患者のスキルに関してはまだ人間のほうがずっと上だ」と思っているはずです。

しかし、画像診断に限らず、人間の五感、つまり視覚や聴覚や嗅覚、味覚、触覚を頼りにする診察で、人間医師がＡＩの後塵を拝するのはほんの少し先の未来、というだけの話です。おそらく２０３０年頃までには、診察室という空間そのものがあらゆる面でＡＩとリンクし、今とは全く違うものになるでしょう。

たとえば、患者さんの顔色を見るだけで症状を把握するのはベテランの医師でも難しいことですが、近未来の診察室では、患者さんの顔写真を撮影すればＡＩがその人の状態を自動判別してくれるようになるでしょうし、体温の測定に関しても、患者さんが入室した瞬間にサーモメーターが体温を検知し、自動的に電子カルテに転記してくれるでしょう。

またある種の病気では、肝臓の機能が弱まることで尿のアンモニア臭が強くなるなど「匂い」が診断の材料になることがありますが、これからの診察室では、ＡＩだけでなく人間以外の生物も診断に力を貸してくれるでしょう。

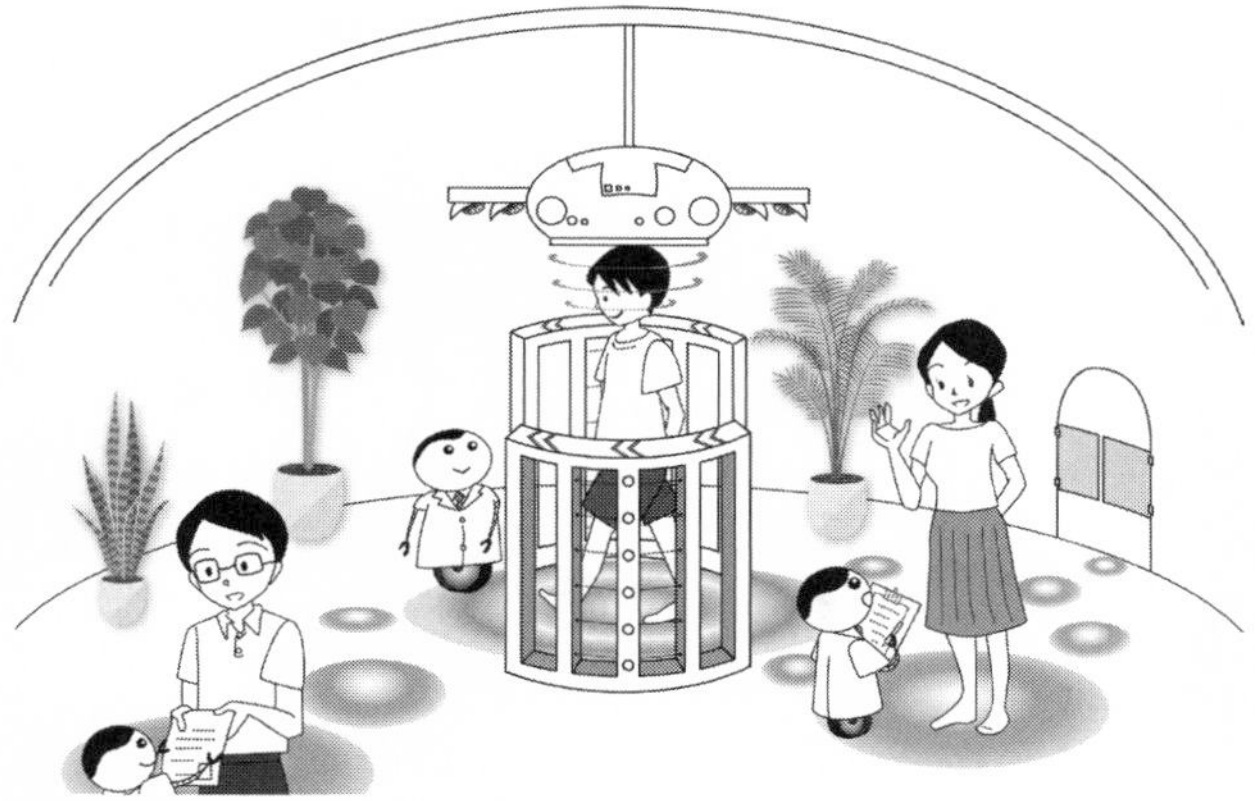

未来の診察室

生物学者の広津崇亮さんが創業した「HIROTSUバイオサイエンス」では、がん患者の尿に含まれる微細な匂いを線虫が嗅ぎ分け、引き寄せられる性質を利用したがん検診の技術を提供しています。人間の100万倍以上と言われる犬よりもさらに上を行く線虫の嗅覚を利用したものです。

同社は2020年7月に、がん検査サービスを年間100万人分行えるよう2020年度中に体制を整えていく、と発表しました。企業や健康保険組合から検査を請け負うだけでなく、一部の医療機関を通じて一般向けにも提供することを目指すとしています。この技術自体が期待できるのと同時に、嗅覚（匂い）情報を医療に用いることへの足掛かりになることを私は期待しています。

先進技術を駆使するこれからの診察室では、人間の医師の五感に頼った診察では到底入手できないレベルの情報を得ることができ、さらにその情報を元に、人間よりもはるかに正確な診断がなされるのです。

医学的知識はデータベース化可能

医学の歴史の中で人間の医師たちは、自分たちの目では見えない患者さんの体内で起きている病気の状態を知るために、さまざまなコツを発達させてきました。

患者さんが発する言葉を医療の言葉に翻訳して理解することも必要でした。医師の診断を受けた際に、「ズキズキ痛みますか？　それともジンジン痛みますか？」といったオノマトペ（擬音語や擬態語）を交えた質問をされたことがある人は多いと思いますが、これも医師たちが長年の診察経験を元に蓄積、共有してきた「内科診断学」の診療技術です。

ただ、ちょっと深掘りしてみると、同じ「ジンジン痛む」でも、西日本出身の70代男性患者と、東京在住の10代女性患者では、表現したい痛みのイメージは必ずしも同じでないかもしれません。医師の側がこうした主観のズレを把握できていなければ、最悪の場合は診断のミスにつながりかねません。その点ＡＩは、患者さんの年齢層や性別、出身地などに起因するイメージのズレも考慮して、より正確な判断ができるはずです。

そもそも人間の医師の場合、一日に診られる患者の数は、科にもよりますが、せいぜい100人未満からどんなに多くても数百人ほどです。また、臨床経験30年以上のキャリアを持つベテラン医師でも、自分で直接診た患者の総数となると100万人にはなりえません。その点AIの場合は、自分より何世代も前まで遡って、すべての医師の知識と経験を自分のものとして持つことになるわけですから、人間はどうあがいても勝てそうにありません。

現在の仕組みでは、医師はふつう医学部で6年間の教育を受けた後、科によって異なるものの、初期研修から通算約10年間の修業期間を経てようやく一人前になります。そこに至って初めて、「プロ仕様の医学の体系」を自分のものにすることができるのです。

医学の体系とは、たとえば内科の領域だと、「患者さんの肝臓にAという所見が見られ、肺にもBという症状が見られる場合、この患者さんはCという病気にかかっている可能性が高い。Cの次に怪しいのは、D、E、Fの順で、G、H、Iはありえなくはないが、まず違うだろう。Cで症状をすべて説明できるかどうか判断するために、J、K、Lの検査をまず行うべき」といったロジックを自由自在に駆使できることです。知識を定着させ、実際のシーンに応じて活用する方法を幅広く身につけることにより、医師としてのスキルを磨くのです。

また薬について言えば、膨大な薬の名前やそれぞれの効果効能、特定の病気や症状に対して適切な投与量や副作用などの知識を自分の中に整備していく必要があります。薬だけでなく、診察法や検査法、外科的手術についても相応の知識が求められます。

しかし、こうしたロジックや知識は、極論すればデータベース化が可能なものです。これまではその量があまりに膨大であるため、一人の医師の頭の中に収めるのは、脳の容量から考えても、仮に脳のキャパシティは足りたとしても、後で利用できるようにきちんとしたかたちで整えながら保存していくだけの時間の問題としても、不可能でした。そのため、これまでの医師は特定の診療科を選んで、生涯の専門にしたわけです。しかし、人間に代わってAIが診断するようになれば、人間の医師が一つひとつの細かい医学知識を頭に入れておく必要はなくなってしまいます。昔は憶える必要があった電話番号を、携帯電話が登場したことで憶えなくてもよくなったのと同じようなことが医師たちに起きてくるのです。

人間医師の頭の中にあったものをデータベースとしてコンピューターに入れ込めるならば、そのコンピューターがこれまで人間医師がやっていた診療行為を代行していくことはそれほど難易度が高いことではありません。実際、画像診断などの一部分野では、すでに高品質で代行することが可能になっています。

そうなれば、人間の医師に要求される仕事内容はおのずと変わってきます。漫画やドラマなど、医療もののフィクションによく出てくる「天才医師」の存在は、手塚治虫の『ブラック・ジャック』のような「神の手」を持つ外科医ならばともかく、多くの医学領域では大きく変化してくると思われます。

14 「朝・昼・晩」方式も変わる？ 薬の飲み方の最適化もＡＩの仕事に

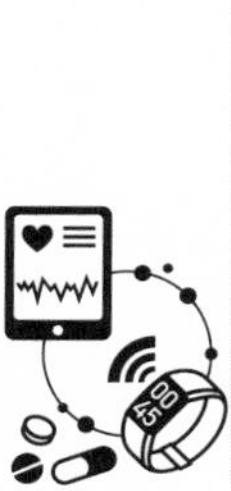

医師の処方は当てずっぽう？

医師が患者を診察し、診断して適当と思われる薬を処方する――すべての内科で行われているこのプロセスは、実のところ、多くの患者さんについては、皆さんが思っているよりもだいぶ「当てずっぽう」です。こういう書き方をすると、臨床医の先生方にお叱りを受けるかもしれませんが、一部の薬を除いて、投与量が極めて論理的に決まっているとは限らない、という意味だと理解いただければと思います。

血圧の薬を例にとると、初診の患者さんに行われることの大半は、まず血圧治療の入門用の薬Aを飲んでもらってみて、それが効かなければ量を倍にする、倍にしても効かなければ別の仕組みの薬Bに替えてみよう、という感じのパターン化された処方であったりするわけです。そうやっていくつかを試し、仮にBが効果を上げたとしたら、その後はずっとその患者さんにはBを処方し続ける、というのがごく普通の医療の日常です。

もちろん、患者さんの年齢や状態の変化に応じて細かく処方を変える理論や技術は存在します。たとえば、Bを処方し始めてから10年経った患者さんに対しては、患者さん自身が10歳年をとったことを考慮して、血圧を下げすぎることで虚血性脳梗塞の発症リスクが増加したり、手足の末端の冷え性などの別の身体トラブルを起こしたりしないようにBの量を減らしたり、さらに違う薬Cに変更することを試したりというケースもあります。

ただ、そういったことが個々の患者の状態に即して本当に適切に行われているかというと、そうとも限らないのが実情です。その意味であえて言うならば、時として医師は、経験に基づいたアバウトな「匙加減」処方を続けているのです。

AIによる処方の最適化

しかし、AI時代の医療では、ずっとキメ細かい処方ができるようになります。同じ薬を処方するにしても、その患者さんの年齢や現在の血圧、前回服用時の血中濃度などの情報をすべて取り入れて統合的な判断を行い、量を0・2錠分減らして処方する、というようなことができるようになるでしょう。

薬の毎回の服用パターンにしても、現在は「毎日朝・昼・晩に各1錠ずつ」といった定式化した飲み方が全国的に当たり前になっていますが、これも人間の身体の生理学的な状況を考えれば、本来は、その患者さんの生理学的な能力の個人差（どのくらいの時間で薬Aを半分代謝できるのか、など）やそのときどきの身体のコンディションに応じて「朝1錠、昼0・7錠、晩0・5錠」など、そのつど細かく調整するほうが理想です。

理想であるとわかっていても実践されないのは、それをやろうとすると医師も患者さん側もあまりにも煩雑な作業を迫られるからです。

しかしAI時代には、患者さんが身につけているウェアラブルデバイスが血圧や薬の血中濃度を自動的に測定し、コンピューターが薬効成分の分量を計算し、指示してくれる、くらいのことはごく普通に行えるようになるでしょう。その状況では、AIが薬の投与量を理想的な状態に合うように、小刻みに変えてくれるのです。

そもそも、朝・昼・晩の毎食後に飲むというパターン自体、食事と関連付けないと患者さんが飲むのを忘れてしまうという、そのことが最大の理由で定着したものです。

大部分の薬は単独で飲んだほうが、基本的に薬効成分の吸収という点では有利です。食事の直前や食後すぐに飲んだことにより、薬の成分が胃の中で食べ物と混ざると、薬効成分の必要な分量がうまく体に吸収されずに、食べ物と一緒に便として排泄されてしまう、というようなことが起こりえます。その点を重視すべきと医師が考えると、「食間」という指示が出る場合もあります（食間は食事と食事の間であって、食事中ではありません）。漢方薬などで見られる処方ですが、空腹時の胃酸は強酸になっているので、薬の効果が高く、副作用が抑えられることが理由です。

しかし、食事の直前や直後と比べて、飲むのを忘れがちなのは容易に想像できると思います。そうすると結局、吸収のよさの理想を追求するよりも、飲んでもらいやすいことを大切にする、という発想に戻って、医師が「食後」を選択することは不思議でも何でもありません。

またこの朝・昼・晩の食後の服薬パターンでは、朝食が午前7時で昼食が12時なら朝と昼の間隔は5時間であるのに対し、夕食が19時なら昼と夜の間が7時間も空いてしまうなど服用の時間間隔がどうしても一律ではない、という問題も生じています。一日は24時間ありますから、このパターンで飲んだときに、8時間おきに服薬しているという場合と違い、血中の薬の濃度は時間帯によって変動していることになるのです。きっかり8時間ごとに服用するなり、あるいは血中濃度をそのつど測定し、新たに薬効成分の追加が必要な数値まで下がったところで追加して飲む、といった飲み方が本来は理に適っています。

これについても、ＡＩ時代には、朝・昼・晩それぞれの服用量を変えるなどによって最適化してくれるでしょう。技術的にはそれほど難しいことではないので、２０２５年頃に実現していてもおかしくないと思っています。サプリメントなどの場合も、どのサプリを一日何錠飲めば必要な栄養素を補えるなどと教えてくれるツールの実現はたやすいと思います。

予想もしなかったよいことも起こりうる

ただ、臨床的な効果を考えた場合に、「朝・昼・晩」方式に、さほど大きな問題があるとは見なされていないのが現状です。降圧剤だってこのパターンで誰もが服用し血圧のコントロールをしているわけで、「だったら、わざわざＡＩに最適化してもらう必要はないのでは？」と思う人もいらっしゃるかもしれません。

しかし重要なのは、これまでの「朝・昼・晩」方式からＡＩによる管理に変えることで、今まで見えていなかった事実が見えてくるようになるのではないかという期待が持てることです。血圧の薬にしても、皆がＡＩに飲み方を最適化してもらうようになって数年も経てば、最適化以来、脳血管障害の発生件数が目に見えて減った、というような「以前は予想もしなかったよいこと」が今後いろいろ起きてくるだろうと予想しているのです。

またＡＩによる処方の最適化は、使われる薬の流行にも影響を与えます。

たとえば脳梗塞の予防薬の場合を考えてみましょう。ひと昔前であればワルファリンという抗凝固剤（血液の凝固を阻害する薬）が使われ、その効果は高く評価されていました。ただこのワルファリンは、服用後にどのくらい効き目が出ているかを一日に何度も測定しなければいけないという点で、患者さんにとって取り扱いが非常に面倒なのです。その欠点ゆえに、患者さんの中にはうまく服用を続けられない人がいるなど、問題が生じることも少なくありません。それがゆえに、忙しい医療の現場では敬遠され、近年は、扱いがよりラクな薬にトレンドが移りつつあるという経緯があります。しかし、このような調整が難しい薬も、ＡＩが自動制御して投与してくれるなら、ふたたび主役に返り咲くのかもしれません。

本来は有効性が高い製剤であるにもかかわらず、医師と患者さんの双方にとって取り扱いが面倒という理由でトレンドから外れている薬は他にもあります。ＡＩによる薬の処方の最適化が、使われる薬のトレンドをより患者本位に引き戻してくれることを大いに期待できるのです。

15 人間医師の役割は「作り出す人」と「寄り添う人」に分化

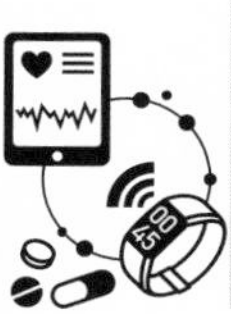

医療のあり方をデザインする

これまで行っていた仕事の大半がＡＩにとって代わられることで、近未来の医師は、大きくは「医療を作り出す人」と「患者さんに寄り添う人」という二つの役割に分かれていくはずです。

「医療を作り出す」とは、基本的には新しい治療法を考え出すことを意味します。同時に、新しい技術の登場を踏まえて、「医療」の範囲を従来考えられていた範囲から広げていく仕事もこれに当たります。

たとえば不妊治療という分野は、数十年前までこの世に存在しないものでした。子どもを授かることを望んでいるのになかなかそうならない人たちに医師ができることといえば、せいぜい女性の生理周期を元に「いつ行為をすれば妊娠しやすいか」、あるいは「妊娠しやすい食生活」を助言するくらいであり、それ以上の積極的な治療などしようがなかったからです。

しかし人工授精の技術が発達した現在では、女性の卵子を体外に取り出して、精子バンクから購入した、そのカップルないし個人の希望に応じた目の色や皮膚の色、職業、趣味などの特徴を有する男性の精子と人工体外授精させることも可能になっています。

このように、新しい技術が登場するごとに領域を広げていく医療のあり方をデザインし、倫理や社会規範、経済性などと秤にかけながら推進し、時には抑制することも、AI時代の医師に課せられる重要な役割になっていくでしょう。

あるいは、現在の日本では法的に認められていない安楽死についても、オランダやスイスなど欧州の一部の国では終末期の患者の自己決定権として認められており、将来的に日本でも法制化の是非を具体的に議論すべき日が必ず来ます。医師法を改正して医師の役割を明確化でき次第、2032年頃というのがあるべきタイミングだと思います。その際に、「日本における安楽死医療はどうあるべきか」を考えるのは医師の仕事の一つとなるでしょう。もしかすると、「安楽死科」のような新しい診療科目が創設され、そこで新たな「医療」を実施するのも医師の仕事になるかもしれません。

どこまでAIに任せるべきか

もっともコンピューター学者によっては、こうした「医療を作り出す」役割さえも、A

Ｉは人間に代わって行うようになる、と主張している人もいますし、もしかしたらそういうＡＩの台頭は抗いようがない人類の辿る道なのかもしれません。しかしこの「最後の牙城」までもＡＩに明け渡すべきなのかどうかは、それが本当に人間社会にとって幸せなのか、実際にＡＩに任せることが可能なのかを熟慮した上で、医師のコミュニティが判断すべきだと私は考えています。医師以外の専門職やＡＩ医師との機能分担を総合的に考えて、人間の医師が何をしていくか、今後の重要なテーマです。

ＡＩに何もかも任せてはいけないその他の理由の一つは、新型コロナウイルスのような、データベース上に存在しない全く新しい病気や疾患概念が突然登場することもあるからです。参照すべきデータがなく、一からすべてを行わなくてはいけないものへの対処を現在のＡＩは得意としていません。

なお、ＡＩ医師がすべてとって代わるというと、「外科手術はＡＩにはできっこない」という批判は当然あると思います。この節で述べている医師の分化は、ＡＩ医師の能力が十分に上がった先の話です。そうなるまではもちろん外科医も、また内科医も重要な役を担い続けます。ただ、すでにＡＩ医師、ハイテクによるオンライン診療技術を用いた遠隔手術の検討が幅広に取り組まれている現状を考えると、いつまでも安穏と「この領域は聖域」と安泰を決め込むことはできないと思うのです。

カウンセラー的役割

問題は、「医療を作り出す人」はある種のクリエイティブな能力を持った人が務めるべきで、医師の中でそういう人は必ずしも多くないと思われることです。その手の資質に長《た》けていない多数派の医師は「寄り添う人」の専門性を高めていかなくてはいけません。つまり生身の人間だけが持つ「温かみ」「親身さ」「やさしさ」などを武器に、AIの出した診断をオブラートにくるんで患者さんに説明したり、あるいは患者さんのさまざまな悩みの相談に乗ってあげたりすることで患者さんの不安解消に努め、医療の効果を最大化する、カウンセラー的な役割に特化して進化していく必要があるのです。「寄り添う」新しい文化を創造していかなくてはいけないのです。

なお、この「寄り添う人」を医師だけが担当すべきだとは思わない方も多いでしょう。それは正しいと思います。たしかに「寄り添う」ことが求められるのは、医師以外にも、看護師、臨床心理士、介護士、心理カウンセラーなど多岐にわたります。欧米では、これらの職業の業務上の権限は日本の場合と比べてずっと強く、非常に素晴らしい活躍をしています。

ことの本質は、日本では医師とその他の医療職の間の機能分担がはっきりしておらず、曖昧な関係性のままで医療の実践が行われていることです。そのことを解決するには、これから本章で述べる医師法の改正、そしてそれに伴って行う医療職の法改正が必要不可欠です。今後、しかもできるだけ早く、日本でもそのような議論が深められるべきだと私は思っているのですが、医師の権限を強いものとして規定する旧態依然とした医師法がその妨げになっている面が非常に強いのです。

16 20年後、医師のステータスは高いものではなくなるかも

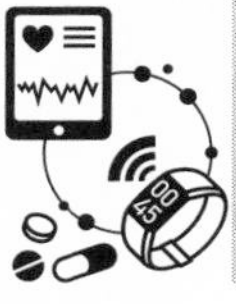

患者に「寄り添う」スキルはあるか

実のところ心配なのは、「寄り添う」ということは簡単ではなく、なかなかできない医師がいるかもしれないということです。

喜ばしからざることですが、医師という職に就いている人には、企業に勤めた経験のある人なら必ず叩き込まれているようなビジネスマナーやエチケットを教えてもらえないま

ま中年になってしまっている例が多々あります。一般に、社会的に成熟していない人たちが多いのです。私とて、その例外であると思いあがっているわけではありません。

先輩後輩の上下関係の中で働いている医局時代はまだしも、そこを卒業してしまうと他人から怒られるという経験がほとんどなくなってしまいますし、開業して一国一城の主になったら、その傾向はより顕著です。そういう医師が今さら急に「患者さんに寄り添ってください」と言われても対応は難しい場合も多いでしょう。

少なくともあと10~20年は、コミュニケーション能力が磨かれていなくても、「ほどほどの専門性」さえあれば医師として食べていくことはできるでしょうが、それ以降は「おちこぼれ」になってしまう医師が相当な割合で出るものと予想されます。

そうならないように、ある時期からは医学部入試の選抜方法を大幅に変えたり、医学教育プロセスを見直したりして、医者の人数そのものを相当絞り込む必要も出てくるかもしれません。質についても量についても考えていく必要があるのです。

医学部人気の過剰

医学部の人気は近年過熱気味です。国公立医学部の中では受験難易度のレベルが下のほうの大学でも、東京大学の理科一類（主に理学部、工学部に進学）に匹敵するほどの難易度に上がっています。

私立医大も軒並み入試のレベルが上がっていて、昭和の時代には、学費が高額であることを措けば学力的には合格がそれほど大変ではなかった私立医大の多くが難関校になっているのが現実です。

親が医者で、将来家業を継ぐことを期待されているがゆえに、年間400万〜500万円もする医学部専門予備校の授業料を何年も払ってもらいながら、5浪、6浪の末にその狭き門をようやくパスするという人がたくさんいます。一般に、入試の偏差値の低い医学部の場合に多浪生の比率が高いことはよく知られています。

そのような背景もあり、日本の大学では合格するのが難しいと判断して、アジアや東欧の大学医学部に進学するケースもここ10年ばかり非常に目立ってきています。カリキュラムがきちんとしていて日本の大学の医学教育と同等と認められるなどの条件があるのですが、基本的には正規に日本の医師国家試験を受けられるのです。

このことは、2020年7月にあった医師によるALS患者さんの自殺幇助事件で容疑者の一人が外国の医学部卒でこの試験に合格して医師になった人物であったという報道を機に、広く知られるようになりました。そうなる前から、厚労省でも、外国の大学を卒業して日本の医師国家試験を受験する人が増えている現状を認識していて、今後の医師国家試験のあり方について検討を行っているようです。

将来的な医師数の計画的な確保は医療政策においては非常に重要なので、筆者としても成り行きには注目しています。

20年後の医師のステータスは？

さて、彼らやその親たちがそこまでして医学部に入りたがるのも、医師という職業が将来の高収入や地位、名声、社会的評価を保証してくれるものだと思っているからでしょう。たしかに勤務医でも年収2000万円を超えている人は普通にいますし、開業医ともなれば年収1億を超える人がいくらでもいるのが現在の医者の世界です。

しかし、ここまでに述べてきたように、AI時代が到来する20年後の医師に求められるスキルは今とはずいぶん違うものになるはずですし、それは5浪、6浪の末に医学部に入ったからといって必ず身につく類のものではないでしょう。冷静に見ると、そもそも医師という職業自体、多浪と、それに伴う多額の出費に見合うほどステータスの高いものではなくなっているかもしれません。

現在でも他の先進国、たとえば高齢者医療の予算を大幅に削減したイタリアなどでは、医師免許を持っているにもかかわらず国内では仕事にあぶれ、別の職業に転職したり、仕事を求めて外国に移住したりした医師が非常に多かったことが知られています。新型コロナ流行拡大に際して、イタリアの医療崩壊が特に深刻だったことにもこのことが影響しているという報道もありました。AI時代の到来、またそれ以外の社会的な状況の変化からも、日本の医師が転職しないで済む保証はありません。

17 データベース化でムダな処方薬にメス

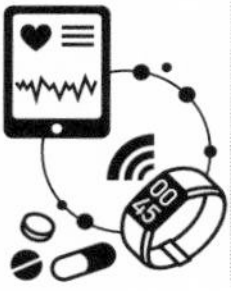

「お手本処方」の共有

AI時代には、薬の処方についても大きな変化が最低二つは起きるでしょう。

変化の一つは、先ほども説明した通り、医師という職業がもう膨大な知識を必要としなくなること、そしてもう一つは、情報の共有化が今とは比べものにならないレベルで進むということです。

現在の医療の世界では、世間的に名医とされる医師が日頃の診療でどのように薬を処方しているのか、他の医師はなかなか学ぶことができません。

製薬会社は、名医が自社の製品をどう処方しているかをパンフレットやウェブサイトに掲載することで情報発信していますし、その医師たちの講演会を頻繁に開催したりもしています。ただ、これらの情報発信には製薬企業の意向により大なり小なりバイアスがかかっています。医師たちもそのことをよく承知しているので、結果としてなかなか「お手本処方」というものは普及しないのです。

それが近年、国が重い腰を上げたことでようやく状況が変わってきました。厚生労働省が以前から取り組んでいた病院や調剤薬局のレセプト（保険診療で行われる医療行為について医療機関や調剤薬局等が診療報酬を請求するための書類）等の情報を集める「ナショナルデータベース（ＮＤＢ）」の事業がかたちになり、２０１６年からは処方を含むレセプトに関するデータが公表されるようになったのです。

製薬業界では、一定期間に処方された薬の数を「粒数」で表現します。ＮＤＢは、日本中の薬の粒数のランキングを掲載しており、これにより、たとえば、その疾患領域で日本中の他の医師がこれらの薬をどう処方しているのかが確認できるようになってきました。

このような客観的データが見られるようになったのは、大きな進歩です。

ただ、このＮＤＢにも、製薬会社が宣伝コストをかけている薬ほど上位にランクインしてしまう傾向があり、必ずしも「粒数が多い」ことがよい薬であることを意味していないのが現状ではあります。とはいえ、データが見える状態が続いていけば、時間の経過とともに、臨床現場の真の実情を反映した情報が広がっていくだろうと私は期待しています。

「死蔵薬」にメス

加えて、ＮＤＢで粒数の管理ができるようになることで非常に好都合なことがあります。現状では非常に多いと予想される「死蔵薬」、つまり処方されたけれど患者さんが飲んでいない薬の実態がわかることです。

次のようなことは、もしかしたら読者の皆さんにもご経験があるのではないでしょうか？

たとえば病院で医師から、「あなたは今こういう症状とこういう症状が出ているので、そのためのお薬を出します。また、それぞれの薬の副作用を抑える薬も必要です」などと説明され、頷いているうちに処方される薬が予想以上に増えてしまい、薬局で買って帰ったものの怖くて全部は飲めず、同じ薬ばかり家に溢れ返ってしまったことが。

あるいは、かかりつけの医師から「前と同じお薬を出しておきましょうか？」と言われ、生返事で承諾するのだけれど、実はその薬は自分ではもう飲まないと決めている薬で、診察を受けるたびにその薬が家の中に溜まっていく……などのことです。

製薬会社に入る以前に臨床医として働いていた頃の私には、飲みたくもない薬を処方された患者さんが医師には文句を言わず購入し、しかし結局飲みもしない、というのは理解しがたいことでした。しかし現実には、医者の言うことはとりあえず聞いておくけれど指示には従わないという人が非常に多く、それによって無駄に処方されている死蔵薬も、日本全体で大変な量に上るのです。

NDBの登場は、この死蔵薬の実態をある程度正確に把握することにつながるものであり、「壮大なムダ」にメスを入れていくきっかけにもなります。

収入減で医師も調剤薬局も困惑?

その場合、収入が減ることになる医者や調剤薬局は短期的には当然困るでしょう。医師は薬を処方するごとに加算される点数に基づく診療報酬、薬局は薬を処方するごとに増える取り扱い手数料が重要な収入源だからです。

しかし、特に調剤薬局は、もともと医師が書いた処方箋通りに薬を出すことが仕事であり、調剤薬局側で処方を行うことはありません。もちろん、医師と薬剤師がダブルチェックするという利点はあるのですが、仮にそのメリットしかないのであれば、現状の仕組みは大げさなのかもしれません。調剤薬剤師が職分を守る限り、極論すれば製薬会社が代行しても構わないわけです。

もちろん、複数の製薬会社の薬を合わせて飲んでいる人がほとんどなので単純な代行は難しいし、現状は流通の問題があるのでそう簡単に実現できるわけではありませんが、いずれロボット医師にオンライン上で診断を受け、ロボットが処方した薬を自宅で受け取れるようになれば、調剤薬局はスキーム上必要なくなってしまいます。

18 古希を過ぎた医師法、このままでは「2025年問題」も乗り切れない

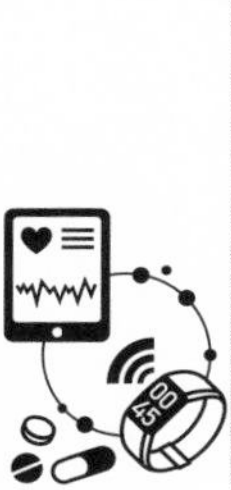

医師法の「老朽化」問題

本書で私がどうしても書いておきたいことの一つに、医師法の「老朽化」問題があります。日本で医師法が制定されたのは１９４８年。２０１８年に70歳、人間で言うところの「古希」を迎えたことになります。しかし、驚くべきことに、この間にたった一度しか主だった改正（２００１年に施行された改正で医師の欠格事由から色覚異常等を除外）がなされていな

いのです。

70年もの間、条文の差し替えを可能な限り避けてきた結果、今や医師法は現実の社会に対応できない法律になってしまっています。端的に言って、ＡＩが医療のさまざまなプロセスに入りつつある時代に、コンピューターの存在など全く意識もされなかった頃に生まれた法律が用いられているのです。

ベビーブーマー世代（団塊の世代）が全員75歳以上の後期高齢者になる２０２５年に深刻な医師不足が起こると事前に予測されている「２０２５年問題」でも、この医師法が足枷《あしかせ》となり、政府が打てる対策は非常に限られてしまっています。

「特定看護師」制度は惨敗の見込み

厚生労働省は２０２５年に予想される医師不足を補うため、２０１５年10月に「特定看護師」という制度を新たに創設しました。「経口用気管チューブ又は経鼻用気管チューブの位置の調整」「人工呼吸管理がなされている者に対する鎮静薬の投与量の調整」など、これまでは医師にしか許されていなかった38の医療行為（特定行為）について、看護師でも一定の研修を受ければできるようにしました。

しかし、この制度は残念ながらすぐには役立ちそうにありません。国の目標では２０２

5年までに最低10万人の特定看護師が生まれていなければいけないはずが、2020年3月末現在で、研修を修了した看護師が2400人程度（国目標の約2％）しかいないからです。

「特定看護師」制度が惨敗に終わりそうなのは、医師の権限をごく強いものと規定する一方、看護師や診療放射線技師、臨床検査技師、薬剤師など医師以外の医療従事者の権限を相対的に弱いものに規定している医師法やそれぞれの医療職に関する法律（保健師助産師看護師法など多数）の大幅な改正に踏み切ることなく、付け焼き刃の対応で済ませてきたからです。このせいで特定行為も、最終的に医師の監督下でなければ行えないという、苦労して資格を取る労力に見合わない、看護師にとって魅力のない制度になってしまいました。

アメリカやイギリスには、看護師が医師に近い医療行為を行える「ナース・プラクティショナー（NP）」という資格があり、厚生労働省が導入した特定看護師も、これを概念的には踏襲したものだと考えられます。

ただ英米のNPと特定看護師が決定的に違うのは、前者が「助産師」や「保健師」などと同じように看護師とは別の資格であるのに対して、後者は看護師の中の研修を修了した人をそう呼び、「医師の監督の下」で医師のする診療行為に近いことも少しできるようにするというだけで、資格そのものはあくまで看護師のままであるということです。

このような状況を踏まえて、思い切って医師法を改正すれば、（さすがに2025年にはも

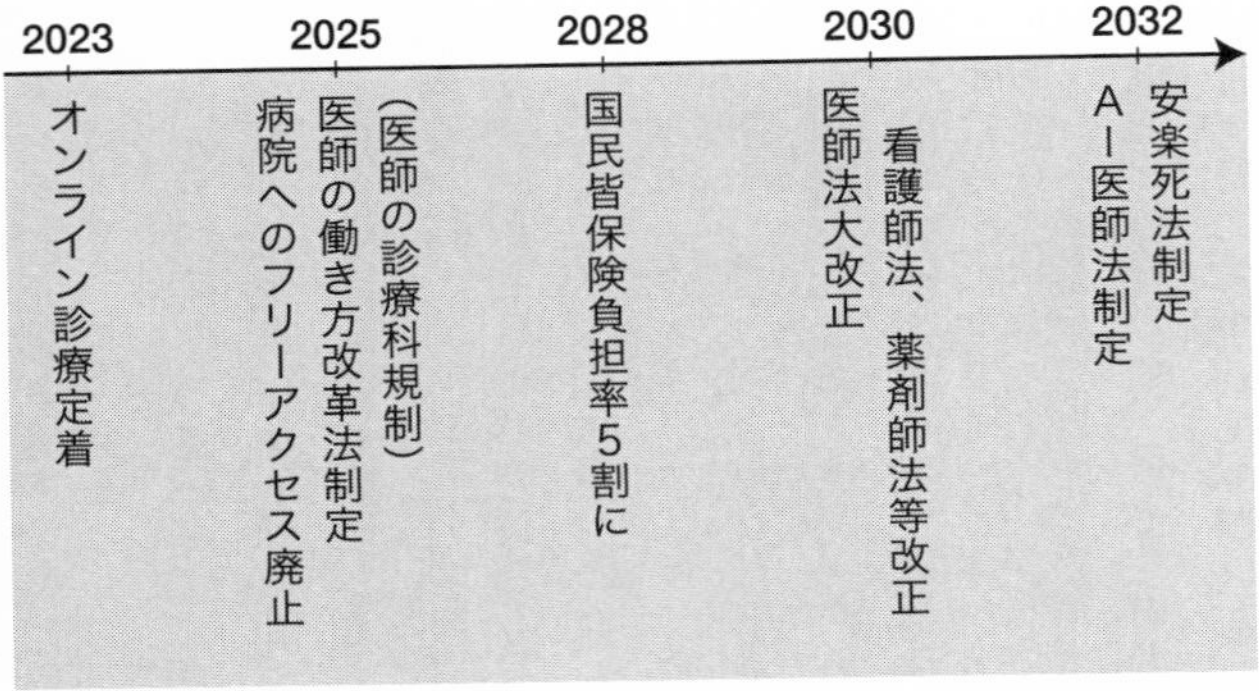

制度関連年表

う間に合わないかもしれませんが）10万人の看護師が医師の監督の有無にかかわらず特定行為を担当することはできるようになります。実際の医療現場では医師よりも薬に精通している看護師は大勢いるのが現実ですし、権限さえ明確化されていれば、運用自体はスムーズに行えるはずなのです。

医師法改正への障壁

昔からさまざまな批判がありながらも医師法が70年以上基本的な部分は変わらなかったのは、17万人以上の医師を会員に擁する日本医師会が、改正論が起きるたびにさまざまな理由で反対の側に回ってきたからでもあります。

日本医師会は開業医の比率も高く、地域の医療体制を絶え間なく維持する責任を負っています。したがって、抜本的な医師法の改正に慎重なのは、同じ医師として理解できます（なお、医師が診療する上で医師会への加入は必須でなく、この点はたとえば弁護士にとっての弁護士会とは異なります）。

しかしながら、時代を経て、医師法の根幹と現実のギャップはここまで大きくなってきました。医師会としても、これまでとは真逆《まぎゃく》の発想に立ち、医療体制を維持するためにこそ医師法の大改正、新医師法の成立に重要な一役を担っていくべきではないでしょうか。

19 2032年、AI医師法制定

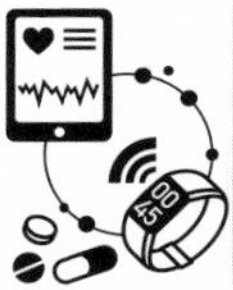

ＡＩ医師法の整備は必須

医師法の抱える矛盾は、特定看護師の問題以上に、ＡＩ導入との関係でも明らかです。

先にも述べたように、医師法が制定されたのは１９４８年。まだコンピューターが世の中にほとんど普及していない時代でした。それから70年以上経ち、ＡＩを用いた医療がまもなく充実期を迎えようとしているというのに、そのためのルールとなると全く整備されれていないのです。

『われはロボット』などで知られるアメリカのSF作家アイザック・アシモフの小説には、「ロボットは人間に危害を加えてはならない」「ロボットは人間の命令に服従しなければならない」「ロボットは、（前2条に反しない限り）自己をまもらなければならない」という、ロボットが従わなければいけない三つの原則（いわゆる「ロボット工学三原則」）が登場します。「AI医師のための法律」などと言うとあまりにSFめいていると思う人もいるかもしれませんが、人格を持たないものが医療の現場で意思決定をし、人間の治療にかかわりはじめている以上、何らかのルールを整備しておくことは絶対に必要です。

現在の医療において、建前として、AIはあくまで人間の医師の判断を助けるものという位置づけであり、最終的な判断は人間の医師が下し、責任も人間の医師が負うことになっています。このやり方はAIが関与する医療行為の範囲が狭いうちは機能するでしょうが、その範囲が広がれば、破綻します。実際にすでに、AIなどのコンピューター技術を用いた医療機器や病院内システムは多数存在し、すべての挙動を医師が24時間監視することなど現実的にはできなくなっています。

たとえば水分摂取や食事が困難な患者さんに対して、必要な水分や栄養素を非経口的に投与する輸液管理という医療技術があります。これは、現在は人間の医師が「手術直後の患者に対しては輸液A、手術後24時間の容態が安定していれば別の輸液Bを投与」などの判断を下し、看護師が医師の処方箋の確認をしながらボトルを入れ替えることで行われています。しかしこうした一連の作業は、実は現時点でも全自動化が可能です。あえて踏み込んで言うと、医師による判断の一部でさえ、部分的にはＡＩが代行しても問題ありません。

もしものときの責任の所在は？

技術的には十分可能であるにもかかわらず実現していない理由の一つは、このような患者の命に直接関わるような高度な判断をＡＩに任せ、その結果として事故が起きた場合の責任の所在が不明確だからです。

たとえばＡＩの画像診断成績が人間より優れているといっても、ＡＩによる診断に全く誤診がなく、完璧ということではありません。ＡＩに高度な医療判断を委ねるケースが増えれば、それに比例して一定の確率で事故も起きるはずで、そのことは人間が担当した場合と同じです。そして、この場合に問題になるのは、責任を負うべきはＡＩの製造者、ＡＩを導入した病院の経営者、ＡＩを監督した医師……などのうちの誰になるのか、ということです。

少なくとも現在の法律では、ＡＩには人格がなく、賠償ができないことははっきりしています。医療の現場で「ＡＩがやっていいこと」と「やってはいけないこと」の区別を明確に規定し、さらにＡＩが関与した医療行為で患者が亡くなったり事故が起きたりした場合に誰が責任を負うのかはっきりさせておかなければ、ＡＩの本格導入など怖くて誰もできませんし、その責任の所在の明確化は、医師法を変えないことにはできません。

２０３０年頃までに着手しないと……

これを考えていくとやはり単に医師法を改正するだけにとどまらず、ＡＩ医師やロボット医師について独自の法律を制定するほうが望ましいでしょう。本来は人格を持たない企業や団体などに対して「法人」という法律上の人格を与えることで、自然人とは異なるやり方で管理、規制しているのと同じ考え方です。

この法改正は遅くとも、ＡＩの性能が医療に本格導入しうるレベルに到達すると予想される２０３０年頃までには着手しておく必要がありそうですが、今、業界で行われている議論は、「現行の医師法にＡＩの運用責任に関する条文をどれだけ加えられるか」というレベルにとどまっていて、ＡＩ医師法の立法などはまだ視野に入ってもいないと言えると思います。

繰り返しますが、医師法はコンピューターがほとんど存在さえしなかった時代にできた法律です。人間の医師が主、ＡＩが従という状態が今後20年、30年と続くならともかく、ＡＩが主、人間医師が従になることもありうる近未来の医療に適用しようとすれば、さまざまな局面で無理が出てきてしまうでしょう。機は熟したと思うのです。

20 まだ満足できない「オンライン診療」、定着するのは2023年?

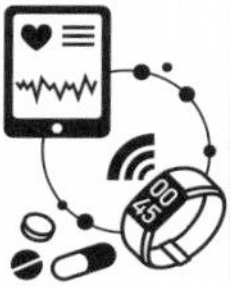

病院に行くことのリスクとコスト

患者さんが医療機関を物理的に訪れなければ診療を受けられないという現在の一般的な医療のあり方は、ごく当たり前で理にかなったものです。しかし、深く考えてみると、この「当たり前」が実に多くの制約を生んでいます。

たとえば、離島や過疎地には医療機関が少なく、医師が常駐していないところもありますし、体力の低下などにより、交通の便がよくない医療機関を自分から訪ねることが容易でない高齢者もたくさんいます。

また、病院という場所は本質的に「病気の巣窟」です。病院という感染のリスクの高い場所に身体が弱っている人があえて行かなければいけないのは矛盾した行為であるということは、以前からよく指摘されることでした。小さな子どもを持つお母さんたちの中には、逆に病気をもらってくるリスクを冒してまで医療機関を受診すべきか、日頃悩まされている人もいるはずです。

オンライン診療解禁

こうしたさまざまな事情に加えて、将来的な医療費のコストダウンにつなげたいという考えもあり、厚生労働省は近年、医師と患者さんが、スマートフォンやパソコンのビデオ通話機能を使って診察を行う「オンライン診療」を普及させようと、その対象を少しずつ拡大させることに努めてきました。

オンライン診療はもともと「遠隔診療」と呼ばれ、医師不足の僻地《へきち》で、あくまで対面診療を基本としつつも、有用な補助的な医療を行うための手段とみなされてきました。しかし、厚労省は2015年の事務連絡で、遠隔診療の対象が必ずしも僻地に限定されないという考え方を初めて示唆しました。これにより、医療機関の側に対応する設備があればオンライン診療を行ってもよいことになったのです。

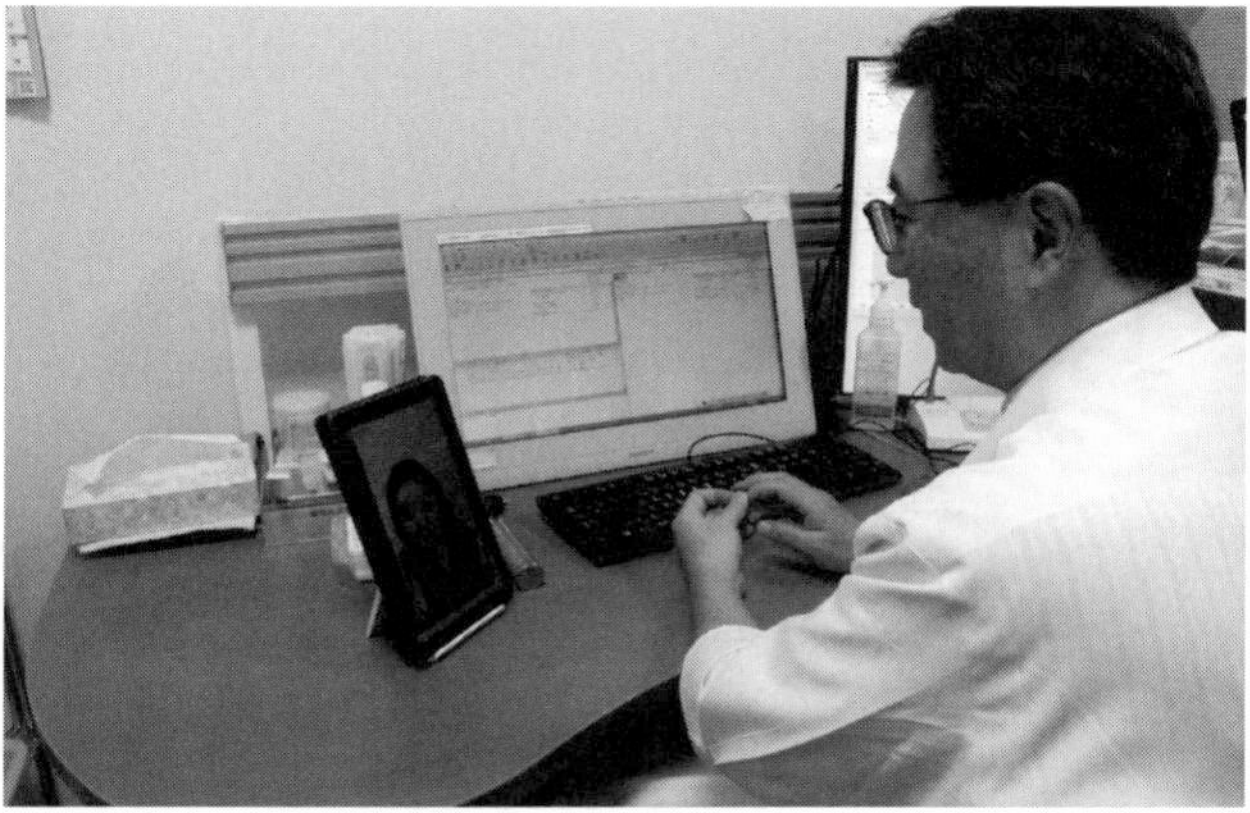

オンライン診療の様子（写真提供：株式会社MICIN）

２０１８年には診療報酬改定により、「初診および急性期の疾患（急性心筋梗塞や急性アルコール中毒など）」を除いてオンライン診療でも健康保険が使えるようになり、さらに２年後の２０２０年４月には大きな壁が崩れました。新型コロナウイルス感染拡大防止策の一環として、オンラインあるいは電話を用いた「初診」の診療が「感染が終息するまで」という期間限定ながら解禁されることになったのです。つまり、「医師と患者さんが一度会ったことがある再診はいいけれど、初診はダメ」という壁が取り去られたというわけです。

この英断により、これまで制度だけは存在すれどもなかなか普及せずにいたオンライン診療を、多くの医師たちが初めて実践することになりました。

医師・患者双方から不満の声

しかし、その結果は芳《かんば》しいものではありませんでした。慣れないシステムを急遽《きゅうきょ》導入して、診療時間のルーチンワークの時間を割いてやってみた臨床医と、慣れないＩＴ機器を使って診療を受けた患者さん、双方から多くの不満が聞かれました。

残念ながら現状のツールが提供できるオンライン診療は、慢性疾患の患者さんが普段から服用しているのと同じ種類、同じ量の薬をかかりつけ医から処方してもらう程度が関の山で、それ以上の深い診療行為をするのは不可能、というのが大方の医療関係者の実感のようです。不便な道具を経験してしまったことにより、新型コロナはオンライン診療の普及をむしろ遅らせることになったと考える人さえ多くいます。

ただ、この現象ですが、新型コロナの流行拡大後に医療以外の世界で起きたことを考えると、少し不思議だと皆さんは思いませんか？

新型コロナ感染拡大防止のための自粛期間中には、日本でも多くの企業がテレワークを導入し、「Zoom」「Google Meet」「Microsoft Teams」などのビデオ会議ツールを用いたオンライン会議も多くのビジネスマンが経験することになりました。その結果は概して好評で、「意外と使える」という感触を多くの人が持ったとされています。

ＩＴ系ニュースサイト「アイティメディア」が２０２０年3月に実施した「Ｗｅｂ会議に関するアンケート調査」でも、「取引先から『打ち合わせはＷｅｂ会議で』と言われたら、どのように思うか」という設問に対し、「どの場面でもＷｅｂ会議で問題ない」と回答した人が62・３％となっていて、しかもこれは半年前の２０１９年9月に同じ調査を行ったときの数値（52・８％）から10ポイント近く伸びています。

オンライン会議がすんなり受容されたのと比較して、オンライン診療の評判が極端に悪かった理由の一つは、もしかすると医師の平均年齢の問題があるかもしれません。

開業医は基本的に中高年以上の人が多いですし、勤務医でも、自分の職場である病院にオンライン診療のための設備を導入できる権限がある人は、40歳未満だとほとんどいないからです。その点、子どもの頃から電子機器を使い慣れている30代以下の若い医師の中には、オンライン診療に抵抗感がない医師が多いという話も聞きます。

医師側だけでなく、患者さんにも高齢者が多く含まれているという事実も忘れてはならないでしょう。

会議と診察の違い

しかし、医師や患者さんの年齢層の問題以上に、現在のシステムはまだ「進化しきれていない」面があるのだと思います。今、オンライン診療の事業者が提供しているシステムは、基本的に「オンライン会議システム」に医事会計を連動させた程度です。コンピューターシステムが本来の実力からすれば提供できるはずの機能、たとえば、患者さんの状態をセンサーで把握したり、診察室で行う一部の検査を代行したりすることがまだできていません。いわば「まだ進化していない」ツールが急に提供されてしまった、少し言葉が過ぎるかもしれませんが、「試作段階の携帯電話」を使っているような状態だったのではないでしょうか。

つまり、オンライン診療とオンライン会議とでは必要なものが決定的に違うのです。会議の場合、相手の参加者の発言の内容が聞き取れ、さらに表情まで見えれば参加者の要求の9割近くは満たされるのに対して、診察はそれだけでは完結しません。

これは、一般的なオフィスにある会議室と診察室の違いをイメージしていただければ、理解が容易かもしれません。

会議室で必要な設備といえば、基本的にまず机と椅子、さらにホワイトボードであるとか、資料などを閲覧するためのスクリーンやプロジェクターといったところでしょう。オンライン会議の場合、こうした文字や図面の情報を共有するための機能は、ＰＤＦを参加者に一斉送信したり、パワーポイントを画面に表示したりできるので、ある意味では対面以上に便利です。

しかし、診察室では、医師のデスク周りには電子カルテの端末以外にもさまざまな特殊な道具があります。聴診器や、耳や鼻の穴を覗き込むときに使う特殊な鏡やペンライト、舌を押さえるために使う舌圧子、注射器と針、反射をみるためのハンマーや、簡単な外科的処置をするさまざまな器具や消耗品、心電計など、書ききれないくらいいろいろなものがあります。

こうしたたくさんの道具があるからこそ、医師は診察をする過程で気がかりなことがあれば「ちょっと採血してみましょう」「念のため少し調べてみましょう」という提案ができるわけです。前述したように、現状のオンライン診療システムには、まだZoomと本質的に変わらず、こうした診察道具に相当する機能はありません。

是非の判断は2023年頃に

多くの医師は診察において、自分の「五感」を駆使するよう訓練されています。顔色や息遣いはどうか、といったことはもちろん、胸の音や体臭、触れてみた際のしこりの性状などもすべて医師にとっては重要な情報です。この五感で得られる情報が最低限入手できるようにならないと、オンライン診療ツールの真の意味での普及は実現できないでしょう。

ただ、潜在的な能力という意味では、オンライン診療は人間の五感をはるかに上回ることが約束されています。

こと情報取得の能力となると、コンピューターは人間では聴き取り不可能な音域の音でも感知できますし、視覚に関しても、紫外線や赤外線など人間が知覚できない光、あるいは肉眼では捉えられないほど小さなものでも見ることができるからです。

オンライン診療が本当に使えないかどうかは、人間が五感によって得ているのと同レベルの情報が入手できる段階になってから判断すべきでしょう。私の見込みでは、その判断ができるのは２０２３年くらいになりそうです。

21 効く理由はわからなくてもOK! ビッグデータ創薬

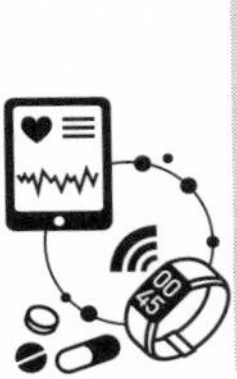

ビッグデータによる創薬革命

医学の中でも「創薬」、つまり新しい薬を作る分野では、20世紀の後半に大きな進歩が見られました。そのため、それに引き続く今世紀には、革新的な技術革新はもはや起こらないのではないかと見られていた時期も一時ありました。

ところが、そうではなかったのです。ビッグデータの時代が到来し、典型的なデータベースソフトウェアが把握、蓄積、運用、分析できる能力を超えた膨大な量のデータを創薬企業が利用できるようになったことで、この分野でも再び次々と画期的なイノベーションが起きるようになっています。

薬の作り方の基本的な考え方が大きく変わってきたのです。

ひと昔前であれば、一つの新しい薬の開発はまず「この薬はこの症状に効くはずだ」という仮説を立てることから始まり、実際に作ってみた試作薬で治験を行い、失敗したら検証を繰り返すことで完成しました。

しかし近年、創薬会社が種類、量ともに膨大な臨床結果をビッグデータとして利用できるようになった結果、これとは真逆の、医学的仮説に全く頼らない手法で薬を作ってしまうことも可能になったのです。

これを説明するために、まずアメリカの某スーパーマーケットチェーンであったエピソードを紹介しましょう。そのスーパーであるとき、自社の販売データを分析したところ、赤ちゃんのおむつと一緒にビールが購入されるケースが多いことがわかったそうです。それを受けて今度はおむつとビールを並べて売ってみたところ、売り上げがさらに上がったといいます。

このケースでは、おむつとビールの間にどんな因果関係があるのかは結局わからないままでした。もしかしたら男性が積極的に育児に参加するようになったことが影響しているのかもしれませんが、仮にそれが正しいとしても、まず売上データがあって後出しで導き出した理屈であり、人間が独力で気づくことはまずありえない因果関係でしょう。

これと似たようなことが、医薬品開発でも往々にしてあります。たとえば、狭心症の薬が勃起不全にも効果がある、というようなケースです。

理由はわからないままでもいい

実際、勃起不全の薬として有名なバイアグラ（シルデナフィル）はもともと狭心症の薬として開発されていました。ところが、狭心症薬としての治療効果は目覚ましくなかったものの、治験の過程で、陰茎の勃起を助ける効果があることが明らかになったのです。その後、勃起不全薬として仕切り直しの治験を行い、薬として陽の目を見ることになりました。

狭心症薬と勃起不全の因果関係は、後で考えたらわかるとしても、最初から予見することは難しいでしょう。しかし、同じような臨床結果が大量にあってビッグデータを通じて確認できるのであれば、勃起不全にも使用できる、ということになります。

まさに、「理由は後からわかればいい」「相関が確実ならわからないままでもいい」のです。

こうした手法は「ヒューリスティック（発見的）な手法」と呼ばれるのですが、ＡＩとビッグデータが導入されて以降の創薬業界ではこうした手法の有用性が次第に認められてきました。次節で紹介するイン・シリコの開発技術なども相俟《あいま》って、近年ではむしろこちらのほうが主役に躍り出る気配さえあるのです。

22 分子標的薬の承認数、今は増えているけれど……

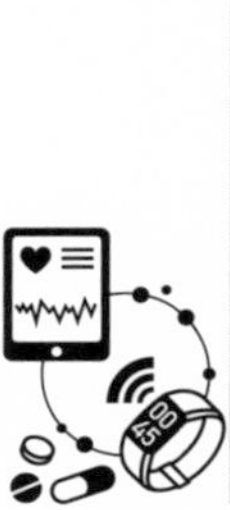

新薬続々承認

患者個々の遺伝子異常を見つけ出し、個別化治療を行う「プレシジョン・メディシン」が対象とする病気はおよそ8～9割ががんであり、したがって第1章第1節で説明した分子標的薬も、現在、多くが抗がん剤として使われています。

しかし2020年現在、この分子標的薬も続々と新薬が承認されています。今後はこれらの新しい分子標的薬を使って、がんとは別の比較的希少な遺伝疾患も治療していくことになるでしょう。

バスケット試験

分子標的薬の承認数が増えているのは、いろいろな遺伝子の役割がわかってきたからですが、臨床試験をこれまでよりはるかに効率的に行えるさまざまな試験方法が考案され、普及したおかげでもあります。

そのうちの一つが、「バスケット試験」と呼ばれる開発技術です。

これまで繰り返し述べてきたように、がんは遺伝子の異常によって発生する病気なのですが、一つの遺伝子変異から発現するがんは1種類だけではなく、さまざまな臓器にがんとして発症します。

バスケット試験は、分子標的薬の臨床試験において、その薬が標的とする遺伝子変異により起きるがんであれば、臓器とは無関係にどのタイプのがん種でも登録できる（つまり、一つのバスケットに入れる）という試験デザインです。この考え方の導入により、分子標的薬の臨床試験がスムーズにできるようになり、個人の遺伝子の状況に応じた治療薬を作りやすい状況が出来上がったのです。

イン・シリコ

そして臨床試験技術のもう一つのトレンドになっているのが、「イン・シリコ」(in silico)という手法です。

医学研究においては、人間や動物を用いて行うものを「イン・ビボ」(in vivo:ラテン語で「生体内」という意味)、まだ生き物に投与する段階になく試験管内で行うものを「イン・ビトロ」(in vitro:「試験管内」という意味)というふうに分けてきました。それが近年、コンピューターの発達によって、そのどちらでもなく、コンピューター上のデータベースやソフトウェア上で薬の候補品のスクリーニングを行うことができるようになりました。このように、コンピューターの上だけで行ってしまえる手法を「イン・シリコ」(in silico:「シリコン内」、つまり「コンピューター内」)と呼んでいます。「シリコ」とは、シリコン・バレーのシリコで、コンピューターを象徴する表現として使われています。

新型コロナウイルスの候補薬が精力的に調べられていた2020年の前半には、この技術を用いて大量の既存薬から有望なものをリストアップする作業が行われました。

リキッド・バイオプシー

別の側面では、血液や尿、唾液などの体液に存在する疾患由来成分を分析することで、何百ものがん関連遺伝子を同時に調べることができる「リキッド・バイオプシー」という技術が登場したことも、新薬の承認申請ラッシュを後押ししています。

２０１６年12月には、スイスのロシュ・ダイアグノスティックス社のリキッド・バイオプシーによる肺がんＥＧＦＲ遺伝子変異検査が国内初承認されました。また、神戸市に本社を置く企業シスメックスは、より微量ながん遺伝子を検出できるリキッド・バイオプシー「OncoBEAM」を同年から欧米でサービス提供していましたが、２０１９年に日本でも承認されました。

これまでのがん医療では、内視鏡や針を用いて腫瘍組織の生検（バイオプシー）を採取したり、手術で切除した腫瘍組織を調べたりしなければ、がん細胞の遺伝子情報は確認できませんでした。しかしリキッド・バイオプシーでは、被験者の身体に負担をかけない体液のみの検査で、がん遺伝子診断をしたり、治療効果予測を調べたりできるのです。

いつかは限界がやってきて……

こうしたリキッド・バイオプシーや、バスケット検査やイン・シリコ等の臨床試験の効率化アップの技術の恩恵を受けて新しい分子標的薬が開発されると、日本の場合は医薬品医療機器総合機構（ＰＭＤＡ）という厚生労働省の下部に位置する独立行政法人に、アメリカならば保健福祉省（ＤＨＨＳ）の傘下にある食品医薬品局（ＦＤＡ）という政府機関に、それぞれ承認申請がなされます。

ＰＭＤＡの場合で言うと、書類に不備さえなければ申請は受理されます。受理したものについては科学的、医学的な妥当性があると認められれば承認され、この審査にかかる時間はおおむね10ヵ月ほど、費用は標準的には４０００万〜５０００万円ほどです。

今はまだ厚労省の側も、遺伝子の異常に対して有効な分子標的薬が増えることを歓迎している面があり、創薬企業とは相思相愛の状況です。当面はますます新規承認が増えていくのは間違いありません。

ただこれとて、この傾向が未来永劫ずっと続くということはありません。

ある遺伝子の異常に対応して疾患が現実に存在するかどうかは、実際の患者の分布を調べなければいけません。現在国立がん研究センターを中心に行われているがん登録は、国としてその状況を把握することを目的としています。そして、疾患として存在した場合、それに対する有効な薬の組み合わせもまた、多く作りえるものも、逆に理論的に作りにくいものもあるからです。

開発は当然ながら臨床的重要性や技術的容易性に応じてやりやすいものから行われ、取り組みやすいものがある程度充足されて、ビジネス的にも難しく、技術的にも難易度が高いものしか残らなくなれば、製薬企業側も厚労省側もモチベーションは低減していきます。

日本の場合も、米国の制度を真似して希少疾患に対する補助をしているので、患者数が少ない疾患でもある程度のところまでは薬のラインナップが揃うとは思いますが、それでも患者が国内に数十人しかいないレベルの希少疾患になると、さすがに成立の余地がありません（厚労省の希少疾病プログラムでは、「極めて患者数が少ない希少疾病」を患者数が1000人以下、と定義しています）。

いつかは制度上の限界がやってきて、科学的妥当性が認められれば承認はするけれど、保険適用までは認めない、その状況を見て製薬会社も躊躇する、というパターンになっていくと思われます。

23 日本企業にアドバンテージ？医療用マイクロロボット開発

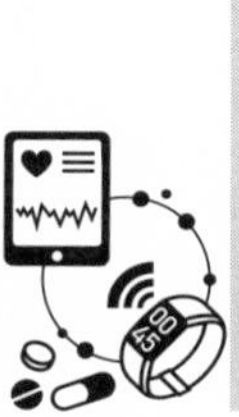

カプセル内視鏡

２００８年にオリンパスが日本で発売を開始したカプセル内視鏡は、口から飲み込んだ薬サイズの内視鏡が体の中を旅して回り、消化器系の異常を報告してくれる装置です。

従来の大腸内視鏡検査では、肛門から内視鏡を挿入して、医師が操作して内視鏡を腸の中で少しずつ動かして病気の有無を見ていきます。経験した方はわかると思いますが、検査中は原則的に動くことができません。腸の中を管が移動する違和を感じつつ、それなりに苦痛に感じる時間を過ごすことになります。

その点、カプセル内視鏡は、ごく小さなカプセルを飲み込みさえすれば、カプセルが便と一緒に体外に排出されるまでの間に勝手にたくさんの写真を撮ってくれるというものなので、患者さんに負担をかけずに楽に検査を実施することができます。

オリンパス社のこのＳＦチックな製品を私は非常に高く評価しています。前述したアイザック・アシモフは、映画『ミクロの決死圏』の脚本を小説化していますが、この技術は

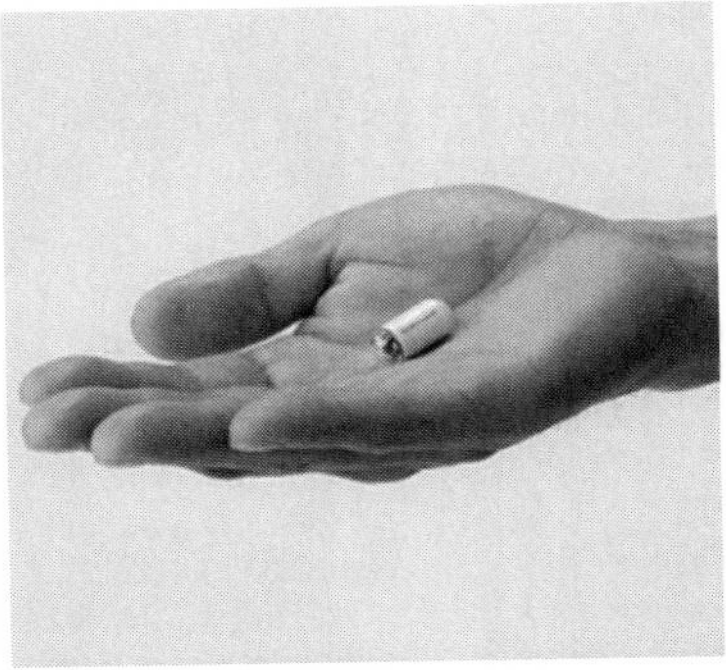

カプセル内視鏡（オリンパスHPより）

あの映画を思い起こさせます。だからこそ、この製品が実用化され、日本の保険も適用されてから12年も経っているというのに、それほど普及していないことにかなりのもどかしさも感じています。

たしかに管の内視鏡の場合、異常が見つかればその場で治療ができるのに対して、カプセル内視鏡では今のところすぐには対応できないという違いはあります。また、管の内視鏡の技術が確立されているので、あえて欠点が明確な技術に進みづらいという現場の論理は理解できます。ただ、これほど革新的な技術が普及しないことは残念ですし、さらに技術が向上して、管の内視鏡の技術を抜くのを楽しみにしています。

最先端ナノ医療デバイス

このカプセル内視鏡の登場をきっかけに、体内に入って治療をしてくれるナノ医療デバイス、あるいは医療用マイクロロボットが現実的な医療機器として注目されるようになったのも事実です。この領域の技術の中にはかなり有望なものがあります。

たとえば、動脈硬化を起こして狭窄してしまった血管についたコレステロールのかたまりを、先端にダイヤモンドをちりばめた高速回転ドリルで削り取ってしまう「ロータブレーター」はすでに実用化されている技術であり、今後のナノデバイスの発展に大きな期待を抱かせます。

スイス連邦工科大学ローザンヌ校(EPFL)や、米国コロラド大学ボルダー校で研究されている生き物を真似するかのような医療機器群もなかなか興味深いものです。このうちコロラド大で研究されている機器は、ゲル状の物質で作られた、一見うじ虫のような小さな円筒が人間の体内を這って回るというものです。将来、この機器を使って、今だったらメスで切開しなければ行けない体内の奥まった場所の患部に薬を届けたり、がんを切除したりできるかもしれません。

日本企業にアドバンテージ

ひと口にマイクロロボットといっても、大きさが最大のものと最小のものには1000倍近い体積の違いがあります。オリンパスが開発した内視鏡はマイクロロボットの中ではかなり大きい部類に入り、人によっては「これはマイクロロボットじゃない。せいぜいミニロボットだ」と陰口を叩くくらいです。

それでも私は、マイクロロボットの分野ではオリンパスはもちろん、同社以外の日本企業にもかなりのアドバンテージがあるのではないかと思っています。日本人はこうした小さいものに工夫をこらすことにかけてはお家芸と言える面がありますし、他国が作ったものを改良し、より小型化、精緻化することにも長けています。考えようによっては、iPS細胞以上に期待できる分野なのではないでしょうか。

24 「腸内細菌叢移植」で腸とは無関係な病気も治せるように

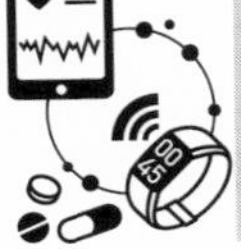

腸の細菌を移植

口の中、鼻の穴、皮膚、膣、消化器など、人間の身体に生息する細菌やウイルスなど微生物の集団を微生物叢（マイクロバイオーム）と呼びます。特に人間の腸には約1000種類、約100兆個の細菌が生息し、この細菌群が腸内で互いに生存競争を行い、共生しあうことを通じて一定のバランスを保った生態系を築いています。この生態系のことを、「腸内細菌叢（腸内フローラ）」と言います。

少々余談ですが、数学の一分野である「位相幾何学」的には、これらの解剖部位は身体の「外」とも呼べる場所です。人間が細長い管状の構造、縦に伸びたドーナツのような形状だと考えてみると、微生物叢が住むことができるのは、身体の「外」なのです。

さて、近年の研究では、この微生物叢、特に腸内細菌叢が人間の健康や疾患に密接に関係していることがわかっており、潰瘍性大腸炎やクローン病などの難病のほか、糖尿病や肥満などの生活習慣病も腸内細菌叢のバランスの乱れから引き起こされている可能性が多数の研究者によって指摘されています。

これを逆手に取り、健康な人の便に含まれている腸内細菌叢を病気の人の腸に移植することで病気を治すのが、近年欧米を中心に行われている糞便移植、あるいは「腸内細菌叢移植」（FMT = Fecal Microbiota Transplantation）と呼ばれる治療法です。

安倍晋三首相は潰瘍性大腸炎の持病があり、2006年からの第一次政権では、その病気の悪化を理由に辞任したことが知られています。安倍さんで有名になったこの潰瘍性大腸炎や、過敏性腸症候群などのいくつかの治療が難しい病気でFMTは有効とされ、日本でも治験が行われています。

腸とは無関係な病気も治せるように

この話は、医療の概念が適切に拡張された典型例の一つであると言えます。

少し前ならば、腸内の細菌が云々《うんぬん》という話は美容関係者が「腸活」等として注目する一方、医学的にはあまり顧みられることがない話題でした。ところが、現在では、非常にポテンシャルが大きい医学分野として認められています。ＦＭＴも、今はまだ限られた病気の治療にしか使われていませんが、先ほども述べたように創薬技術が進歩していることを考えれば、いろいろな細菌を組み合わせて移植することをコンピューター上で検討することで、通常ならば腸とは関係ないと思われる病気が治せる技術に発展するかもしれません。

さらに私が将来的に期待するのは、この腸内細菌叢をマイクロロボットで直接取ってくる技術、あるいはＣＴなどの画像診断を使って腸内を調べ、「腸内の画像があるパターンの人の場合には、こういう細菌が生息している」ことなどを見分ける技術の確立です。そうしたことも、現在のＡＩの画像診断技術を組み合わせれば可能なのです。

新型コロナに関しても、このウイルスに感染した場合の肺炎のＣＴ像は特徴的な肺炎像を示すため、ＰＣＲ検査に頼らなくても肺の画像診断だけである程度感染の有無を確認できることがわかっています。

画像診断が従来の使われ方を超えて使われることで、腸内細菌の様子を把握できたり、たとえば、脳の画像を撮影することで不眠の原因を特定できるようになったりすることが期待できます。今はまだ想像もできないような使われ方がこれから必ず出てくるはずです。

25 スマホとウェアラブル端末が命を救う!

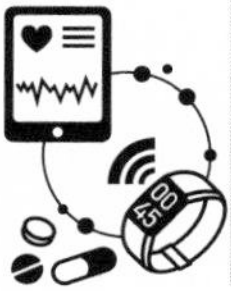

スマホで心臓の異常を検出

スマートフォンやウェアラブル端末のヘルスケア分野における進歩は目覚ましいものがあり、今やかかりつけ医以上の役割をこなしつつあります。

アップル社のウェアラブル端末「アップルウォッチ」は、現在でも運動メニューの作成に活用できますし、スマホは睡眠時にベッドに置いておくことで所有者の睡眠のパターンを分析し、睡眠時間の管理をサポートしてくれます。最近は、睡眠の質も精密に評価できるようになってきて驚くばかりです。今後、これらの端末を利用することで、今までなら病院でしか受けられなかった検査項目が手軽に測定できるようになってきます。

たとえば、米国FDAは、アップルウォッチで測定する心電図を医療機器レベルのものであると認証していますし、米国のカルディオグラム社は、アップルウォッチで測定した心拍数の変動によって糖尿病の診断をする技術を開発済みです。

これをもう少しだけ進めて、スマホを心臓の位置にかざすだけで心電図を測定したり、不整脈などの心臓の異常を見つけたりする技術も国内外のベンチャーが開発中です。遅くとも2022年の終わり頃までには実用化されているのではないでしょうか。

血糖値も非接触デバイスで

血糖値の測定を、スマホやウェアラブル端末を使うことで手軽に、正確にできる時代もごく近いでしょう。

血糖値は読んで字の如く血液中の糖の値です。昔はこれを測定するために、耳たぶやお腹などの血管に注射針を刺して、採血をしなければいけませんでした。糖尿病の患者さんなどは、毎日毎日お腹に注射針を刺さなければならないので、お腹の皮膚がカチカチになってしまう人がたくさんいました。耳たぶだと楽そうだと思われる方もいらっしゃると思いますが、ちょうど鏡がなければ見えない場所であることもあり、薄い耳たぶを貫通して

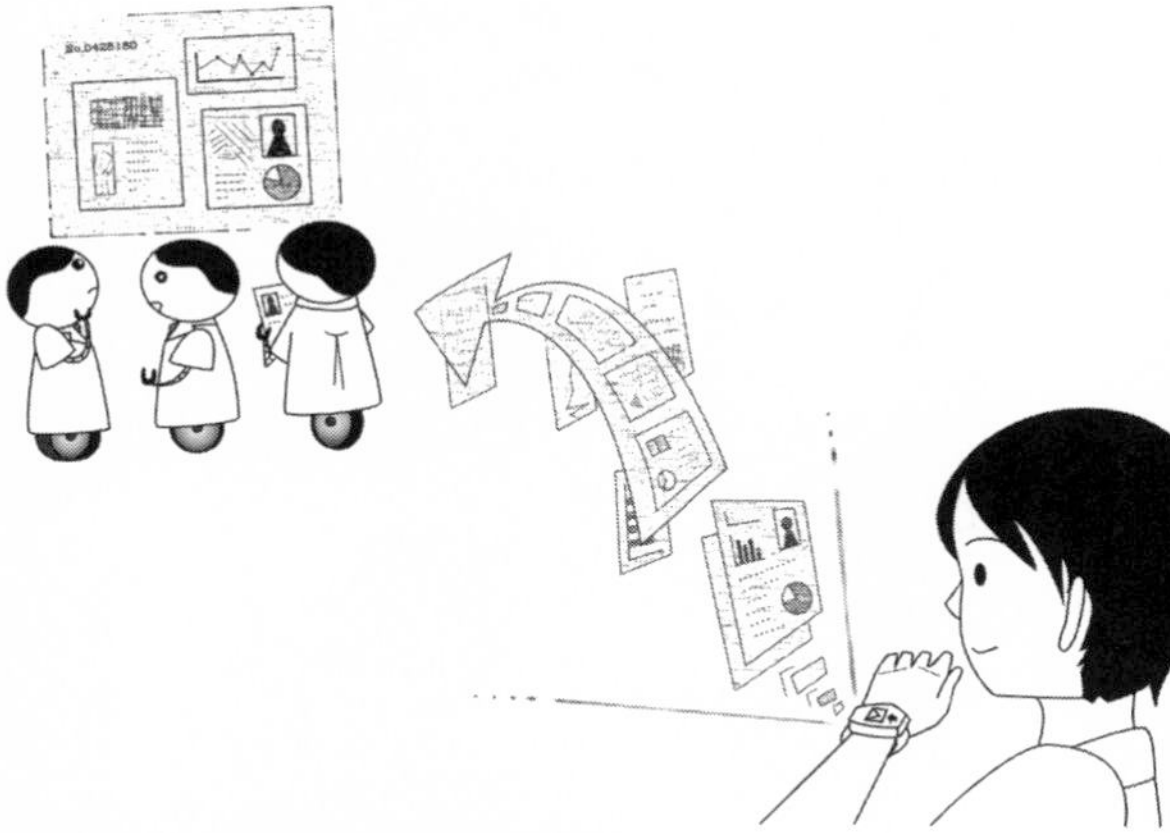

ウェアラブルデバイスで測定・診断

しまう事故があったりして、厚労省が注意喚起したこともあります。慢性疾患の管理のためにやることですから、小さな痛みでも、毎日必ず、しかも一日に何度も行わなければならず、精神的にも大きな負担になります。

それが今では、痛みをあまり感じない二の腕にごく細い針を刺しっぱなしにするだけで、採血しなくても皮下組織の中の血糖値を測る技術があります。この技術をもう少し発展させて、非接触のデバイスで皮下組織の血流量を測定して血糖値を計測することは、ほどなく実現できます。

音声からうつ病診断

あるいは、スマホで録音した音声をうつ病などの診断に使うこともできるでしょう。

神奈川県横浜市のＰＳＴ株式会社が開発した「ＭＩＭＯＳＹＳ」(Mind Monitoring System)は、人間が何かを喋ろうとする際に発せられる、不随意運動に伴う微細な音を唯一の判断材料として、人の心の状態を客観的に把握する技術です。この技術は、神奈川県が黒岩祐治知事の肝入りで行っている「未病」プロジェクトでも、「心のモニタリング技術」として正式に採用されているものです。

よく用いられている自記式の心理テストでは、被験者が質問に対してテキトーな回答をしたり、自分自身を客観視できなくて過小あるいは過大評価したりすることがあると、正確な判定は期待できません。しかし、この技術で測定対象とするのは被験者本人が制御できない不随意反応であるので、被験者は自分自身を偽ることができません。それを利用して、被験者の心の状態を正確に把握することができるのです。

一人に一台

ただ、当たり前の話ですが、こうした心の状態なども含め、病気の情報は究極の個人情報という一面があります。場合によっては親や配偶者にも知られたくない情報もきっとあることでしょう。

ですからＡＩ医師搭載機器が普及する段階では、高度成長期の「三種の神器」のように

「一家に一台」になることは避けなければいけません。家族間のプライバシーを守って、今後も仲のよい家族でいられるために、「一人に一台」になるべきだと思います。家族間など、近しい関係であるほどプライバシーや情報の保護は必要だということは重要な認識だと思いますが、前時代の医療ではそこはあまり配慮されていませんでした。不用意に情報が家族に漏れてしまってはイチダイ事です。その意味でも、スマホやウェアラブル端末のようにすでにパーソナルな機器がヘルスケアに活用されていくことが、合理的だと思うのです。

26 非医療系企業が続々参入！ 医療ビジネスのチャンスは無限大

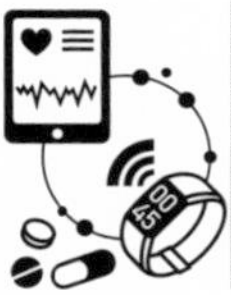

巨大IT企業、続々参入

本章で私が特にお伝えしたかった大切なメッセージの一つは、近年のテクノロジーの急速な発展により、医療という概念も拡大している、ということです。

そのことの具体的な表れの一つが、医療分野のビジネスに非医療系の企業が続々と新規参入している現象でしょう。ＡＩによる画像診断や医療クラウドの分野ではグーグルが覇権を握るのはほぼ確実と見られていますし、アップルのウェアラブル端末アップルウォッチは、高性能医療デバイスが身近なものになり、我々の健康を守ってくれる時代を開拓しつつあります。

この2社以外にも、フェイスブックは米国内のユーザーを対象に、健康診断やワクチン接種、がん検診などの受診を促すリマインダーを設定できる健康管理ツールの提供を２０１９年10月から開始していますし、アマゾンは患者の電子カルテなどの情報を分析し、そこから治療の向上に役立つ重要なデータを抽出するソフトウェアの開発を行っています。

ここで挙げた会社はすべてＧＡＦＡの企業群です。ご存じのように、ＧＡＦＡとは２０１０年代以降のＩＴ業界において特に巨大な存在感を示す、グーグル、アップル、フェイスブック、アマゾンの4社の総称ですが、これらの巨大ＩＴ企業がヘルスケア事業に参入してくるのは、本章で「ＡＩ」や「ビッグデータ」などのキーワードを何度も目にした方なら、もはや何の驚きもないかもしれません。

非医療系技術の応用

ただ、ヘルスケア事業との相性がいいのは、このようなＩＴ分野の企業だけではありません。

このことを理解する上でわかりやすいのは、新型コロナウイルスの流行拡大時にマスクが深刻な品不足に陥ったときのことでしょう。その際は、シャープやトヨタ、日清紡、そして液晶製造装置やＬＥＤランプのメーカーとして知られるヘリオステクノホールディングなどの製造業各社が、マスクの製造に次々に参入しました。

こうした医療に関係するイメージがほとんどない企業でも、他分野で長年培った技術力さえあれば、医療との接着点が見つかる余地があることが図らずも証明されました。

たとえばトヨタが自動運転車の開発に力を入れていることはすでに広く知られていることですが、同社のその技術が実用段階に到達し、さらにＡＩ診断と連携されれば、自動運転車は「自動で往診に行って帰ってくる無人の診断室」に応用できる可能性があります。自動運転の専門家の話を聞くと、ＡＩ医師による自動診断との共通点が多くて驚かされます。どちらも、かつては人間にしかできないと思われていたことを覆しつつあると同時に、人命にかかわる技術なので失敗は許されない、ということも含めてですが、こういった「人間の聖域」と思われていた領域にＡＩが入ってくる瞬間を見られることは、21世紀に生きている我々の特権なのかもしれません。

高い技術力を有する企業が実際に医療に参入し成果を上げつつある例の一つが、住宅設備機器メーカー大手のTOTOで行われている「スマートホーム」分野の商品開発です。

同社では、各種のセンサーやIoT通信デバイスを搭載したトイレを、実際に介護施設などで使ってもらうことにより、施設入居者の健康状態を把握するシステムを開発しています。

人間の便や尿は、大昔から医師が患者の状態を見るための重要な指標です。このサンプルを一般家庭や高齢者施設の便器で即座に分析できるようになることの意義は極めて大きなものがあります。また、積水ハウスも、住宅メーカーの専門性を活かした「プラットフォームハウス」という同様の取り組みをしていることが知られています。

こういった非医療分野の技術が医療に応用できる例は、これ以外にいくらでもあります。たとえば音響技術です。聴診とは、患者さんの胸に聴診器を当て、胸の内部の音を医師が自分の耳で聴きながら診断するという診療行為です。これをさらに拡張して、可聴音を外れた帯域にある人間の耳では聴き取れない周波数の音についても、患者さんの身体にセンサーを当てて、波動を読み取ることで診断に用いることができます。人間の医師ではもともと聞くこともできず、だからこそ振り向かれるわけもなかったこのような「帯域外の音」の情報を集め、診療の役に立つかたちで提示する技術を作ることは、長年スピーカーやアンプを作ってきた企業にはきっとアドバンテージがあるでしょう。第25節で書いたMIMOSYSのシステムも、従来は診療に役立つと思われずに捨てられていた情報を活用するという点では、この範疇に入る技術です。

あるいは、紙だけでなくさまざまな素材に印刷する最先端の印刷技術を持っている会社であれば、それを人間の皮膚にセンサーで印刷し、生体情報を入手する技術へと応用することも可能です。

食品メーカーの場合だと、自社の商品をどういった層が買っており、それがどういった消費行動と結びついているか、POSシステムを駆使して追跡調査し、そのデータをビッグデータの手法で分析すれば、特定の食品と健康に関する研究が格段に進むはずです。

失敗したプロジェクトの中にこそ鉱脈が

ただ、このように非医療系の企業が医療分野のビジネスに進出するにあたっては、その企業が取り組もうとしている医学領域に詳しく、またビジネスにも造詣《ぞうけい》のあるコンサルタントやコンサルティング企業を探し、新規事業について助言を受けることが極めて重要です。「少しのことにも先達はあらまほしきことなり」(『徒然草』第52段)です。

非医療系企業の医療ビジネス参入では、その企業が過去に失敗したもの、撤退したもののとして廃案にしたプロジェクトの中にこそ、専門家から見ると重要なものが埋もれていることが非常にありがちです。医療には素人である企業が社内の判断では価値がないと思っていたり、どう頑張っても医療とは結びつかないと思っていたりする技術であるほど、実際には医療ビジネスとしての鉱脈であることが過去の例に照らしても多いのです。

そう考えていくと、しっかりとした技術さえあれば、どのような分野の企業でも医療とのマッチングはできるものですし、実際に可能性は無限にあります。医療に向けてビジネスを発展させることは企業の可能性を画期的に広げるものであることを、医療とは違う世界で生きている皆さんに再認識してもらいたいと私も願っています。

Ⅱ　病と健康をめぐる常識／非常識

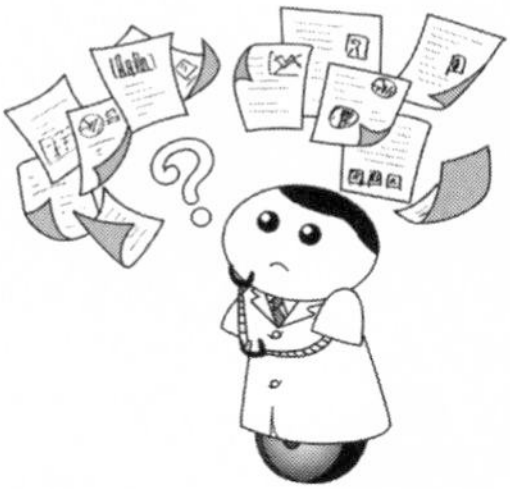

第3章　本当の「健康」って何？

☑ 自前の臓器は「節約」が得策
☑ 60代からは小太りで健康長寿
☑ おススメはゆるくやれる運動
☑ 脳トレのやりすぎは禁物
☑ 医者と患者で「治る」の意味が違う？
☑ 予防の意義は長期の健康戦略

27 「ディジーズ・マネジメント」で健康保険の〝タブー〟解禁?

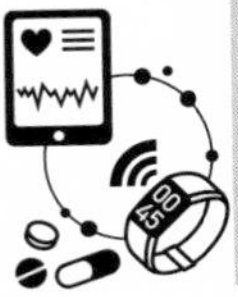

本書はここまで未来の医療のあり方に関する私の見通しを、テクノロジーの面、制度の面に分けて述べてきましたが、この章では少し角度を変えて、病気の予防のあり方や健康全般についての話をしていきたいと思います。

「予防」は新しい概念

２０２０年現在では日本でも多くの医療従事者たちが予防の重要性を指摘するようになっていますが、ある時期まで医療の世界ではほとんど無視されてきました。昔の医師たちからすれば、患者が病気になった後の対処を考えるだけで手一杯で、予防が医師の守備範囲であるとさえ思っていなかったのです。

世代によっては今もそれは変わりません。私は１９６２年生まれで、本書執筆時点で58歳ですが、私より20歳ほど年上の医師の中には、こういう話があまりピンとこない先生方もいらっしゃるようです。

現代医学に「予防」という概念が生まれたのは、1980年代前半のアメリカでした。最近は以前ほどタイムラグがなくなりましたが、昔はアメリカの医療は制度でも治療薬でも医療機器でも何でも20年遅れで日本に入ってくるものと相場が決まっていました。アメリカ流の予防医学もやはり20年遅れで、だいたい1990年代の末に日本に輸入され、2000年代の初めにはかなり浸透していました。

「ディジーズ・マネジメント」の台頭

では、40年前のアメリカでなぜ予防がブームになり始めたかといえば、これには至極当然の理由があります。

ご存じの方も多いと思いますが、アメリカでは日本のような国民皆保険制度が存在せず、公的な健康保険制度は65歳以上を対象としたメディケアと低所得者を対象としたメディケイドの二つしかありません。これらの対象にならない大多数のアメリカ国民は、私企業が提供する個別の健康保険に加入しなければまともな医療を受けられません。

つまりアメリカでは、健康保険は大企業が従業員に提供する福利厚生という側面があり、企業側は他社よりもなるべく魅力的な保険を提供することで、より優秀な人材を集めようとするのです。

保険会社からすれば、加入者たちがなるべく病気にならずにいてくれるほうが保険金の支払額が少なくて済むので得をするということになります。

また、アメリカの民間医療保険システムの中でも健康維持機構（ＨＭＯ）と呼ばれるタイプは加入者が最も多いものですが、このＨＭＯでは大病院がチェーン展開され、病院の系列ごとに使える保険の種類もある程度決まっています。

ＨＭＯでも最大の組織であるカイザー・パーマネンテ（ＫＰ）を見てみましょう。ＫＰは２万２９１４人の医師、５万９１２７人の看護師、39の大規模病院、６９４のクリニックをネットワークする医療機関である（２０１８年12月末現在。同社２０１８年次レポート）と同時に、自らが医療保険を運営する保険会社でもあるという二つの顔を持った会社です。ＫＰのような存在は強い安心感を与えてくれます。このＨＭＯの場合、１２２０万人の健康プランの有料会員の病気を予防して医療にかかる機会を減らすほど組織としての収益につながるため、会員の病気予防の推進には大きなインセンティブが働きます。

このように保険会社主導で患者や患者予備群の集団に働きかけ、さまざまなアプローチにより集団の疾病リスクを低減させる疾病予防支援サービス事業のことを「ディジーズ・マネジメント（ＤＭ）」と呼びます。

このシステムでは病気になった人やその予備群が予防に努めてくれるほど医療機関や保

険会社の収益が上がるので、マネジメントする側は予防に努めた人と怠った人とを制度上差別的に扱います。つまり、「がん検診を受けなかった人がその後数年以内にがんを発症した場合、保険が治療費全体のごく僅かしか適用されない」ということもあるため、加入者としては自然と予防に努めざるをえなくなるわけです。その意味では個人の意識が高いという以上に、企業側の意識が高いのです。

日本は予防軽視が基本形

予防の概念が20年遅れで入ってきた１９９０年代末以降、日本でもＤＭは少しずつ知られるようになりました。

ただ、日本の医療制度は１９６１年に施行された国民皆保険をおおもとにしているため、国民の病気を予防し、医療費を削減するメリットは、政府の側には存在しても、民間企業のビジネスチャンスには直結しません。そのため日本にはＤＭがアメリカのようには浸透せず、今も我が国の医療制度は予防を重視しない基本形が続いています。

また日本の医療保険は、自営業者などが加入する国民健康保険以外に、大きく分けて2種類があります。そのうちの一つが、全国健康保険協会の運営する「協会けんぽ」であり、協会けんぽに属する健保組合は、比較的小さな企業が加入して共同で運営されています。これに対し、大企業は健康保険組合を独自に運営しています。

ただし、このどれであっても、保険に加入している個人が実際に医療機関にかかるときは、自己負担率は3割で変わりません。アメリカに住んでいる人の状況に比べると、持っている保険証の種別で、受けられる医療に本質的な差がないのです。

たとえば日本では乳がん検診の受診率がなかなか上がらない（厚生労働省「平成28年国民生活基礎調査」によると40〜69歳の受診率が44・9％）と言われますが、アメリカで行われているように、日本でも「乳がん検診を受けなかった人ががんになった場合、自己負担率は3割ではなく8割になる」などの強制力を働かせる制度に変えれば、もっと多くの人が検診を受けるようになるはずです。

しかしそのような制度は、ビジネスを前提としていない日本の医療制度下では、検討こそされたものの、長らく導入されずにいました。

予防へのインセンティブ

ただ近年は、国の医療費財政がもはや火の車であることから、公的保険を適用する医療を平屋構造から2階建て、3階建てに建て直し、国民皆保険でできる医療は1階部分までに制限する一方で、2階以上の高額医療については保険料の高い医療保険加入者だけを対

象にしよ
業界がこ
　たとえ
く研究し、
　市区町
す。加入

運命がカードを混ぜ、われわれが勝負する。

アルトゥル・ショーペンハウエル

ちょっとしたケガくらいなら保険を適用する範囲を5割まで下げるといった荒技も、近い将来にありうるかもしれません。

　新型コロナの流行拡大は世界各国の財政に巨大なダメージを与えましたが、その中でも日本はもともと政府の長期債務残高が１１００兆円（２０１９年度末）に達し、毎年発行する莫大な赤字国債を日銀に買い取らせることで生き永らえている、本来なら破綻していてもおかしくない国です。その国がいつまでも目いっぱいに国民の医療費を負担することはできませんし、第2章でも述べた、大量の死蔵薬に象徴される垂れ流しの無駄を許容する余裕もありません。

　医療費の適正化はそうした社会構造の面からも不可避ですし、その過程では予防というものの価値がおのずと高まっていくはずなのです。

28 予防は長期の健康戦略

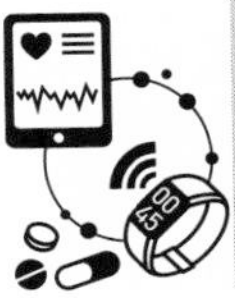

生活習慣や健康診断未受診を反省するよりも……

前節で触れた予防について、患者さん側の視点でもう少し話を続けたいと思います。

医療の現場では、「あなたはがんです」と診断されることによって、それまでの自分の行いに何らかの問題があったかのように考えてしまう患者さんがたくさんいます。

「もっと早く健康診断を受けていれば……」

「お酒を控えていれば……」

「食品添加物の多い調理済み食品ばかり食べていたからだ。もっと若い頃から野菜の多い食生活を心がけていれば……」……etc.

より極端なケースになると、「妻に長年苦労をかけすぎた罰なのだ」とか、「親孝行をしなかったからだ」など、がんになったことをあたかも神から与えられた天罰であるかのように考えてしまう人までいます。しかもそういう人が特別珍しいわけでもないのです。

しかし、これまでの人生を反省する意味は、少なくとも医学的にはありません。そんなことよりも、問題が見つかったのはよい警告なのだと認識し、それ以降、予防に重点を置くようにし、生活習慣も考え直すのが重要なのだと思うのです。これを機会にタバコはすっぱりやめよう、というようなことです（喫煙の習慣が肺がんの発症率を高めることは証明されていますし、その他の生活習慣病の大きなリスク因子であることも多くの疫学データが示しています）。

予防の最大の意義は長期の健康戦略

がん検診でがんを早期発見できることは重要ですし、早めの段階で見つかると何といっても対処しやすいのは事実です。しかし、がんになったら最後、手遅れになって治らない、というようなことはすでに過去の話です。

第１章第１節で書いたように、がんの本質が遺伝子疾患であるがゆえに、現代の遺伝子解析技術が順調に結実していけば、将来的ながんの発症を予測することもどんどん容易になっていきます。長期的な戦略が必要なのです。そういう意味で、健康診断や予防医学の役割は大きく変わっていくと思われます。

脳ドックなども、脳出血や脳梗塞などの現状の判定だけでなく、脳動脈瘤などの脳血管障害リスクを知ることにより、今後の長期戦略が立てやすくなることに大きな意義があります。たとえば今後、ＭＲＡ（ＭＲＩで血管を見る技術）を用いた脳や頸部の動脈の健康状態予測は劇的に進化していくと思われます。

なお、現在の医学で、脳動脈瘤が見つかった際にこれをすぐに治療すべきかどうかについては、医師の間でもまだ意見が分かれています。脳動脈瘤の存在を知った上で普通に生活し、その代わり、たとえば多量の飲酒やジェットコースターのような脳内の圧力を急激に変化させてしまう行動を控えることにより、小さくてもリスクがある手術を避ける方法もあるのです。いずれにせよ、異常が見つかったときの対処は担当の先生とよく相談して慎重に決めていただきたいと思います。

ともかく、予防的な医療を受けることの最大の意義は、今後の長期の健康戦略に役立てることだということをもう一度理解していただきたいのです。

29 医者と患者で「治る」の意味が違う？

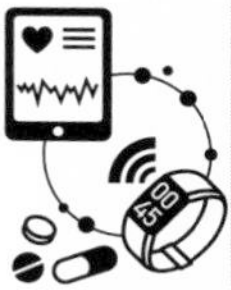

医者にとって「治る」とは？

本書で私は、「治る」という概念についていくらかの微調整を読者の皆さんに提案したいと考えています。「治る」という言葉に対して医療関係者と一般の人が抱くイメージがあまりに隔絶しているにもかかわらず、医学界の側がそのギャップを長らく放置してきてしまったという反省があるからです。

一般の人は大抵の場合「治る」という言葉を、「風邪が治る」というように、病気が影も形もなくなったという意味で使っているのではないかと思います。新型コロナに関してもそうでしょう。この感染症では重症者がひどい肺炎にかかって人工呼吸器の使用を余儀なくされたりすることもあるけれど、死に至らない限り最終的には人工呼吸器もＥＣＭＯ（体外式膜型人工肺）も必要なくなり、コロナに感染する前と何も変わらない元の身体に戻る……そういう状態をイメージして「治る」という言葉を使っているのではないでしょうか。

その一方で、高血圧や歯周病のような慢性疾患の場合、そういう「きれいさっぱり治る」という意味で治るということがありません。高血圧の場合は降圧剤を飲み続けなければいけませんし、歯周病も、歯科医や歯科衛生士に常時ケアしてもらいながら健康な状態を維持する病気です。このような場合も医師は「治る」という言葉を使いますが、それは「風邪が治る」と同じ意味で治っているわけではありません。

このうち「完治」という言い方が使えるのは、風邪やコロナウイルスのほか骨折などの場合だけです。あるいは第1章で紹介したＳＭＡ（脊髄性筋萎縮症）のような遺伝子の異常により起こる難病も、患者の身体が病気を発症する以前の状態に戻るという意味で「完治」が可能です。

ただ医師の立場から言えば、高血圧のような病気でも降圧剤を飲むことで患者さんの血圧が正常な範囲に収まっているのであれば、生きていく上で特別差し迫ったリスクを負っているとは言えませんし、運動もできれば、食べ物だってさほど制限を受けずほぼ好きなものを食べられます。生きていくことができ、生活上も大きな制約を受けていないのであれば、それは医師の視点では「治っている」状態に他なりません。

「癒る」ほうが大事

「治る」という同じ言葉に対して医師側と患者さんが抱くイメージの落差は本当に大きい

ものがあります。患者さんのほうでは、「治る」といえばほとんど無条件に風邪タイプの「治る」を思い浮かべるのに対して、医師からするとそうした「治る」がありえるのはむしろ例外的で、大部分の病気は高血圧タイプの「治り」方だからです。

医師から高血圧や糖尿病の薬を一生飲み続けるよう指導されたときにほとんどの患者さんは落胆します。これも、患者さんが医師に期待するのは高血圧や糖尿病を風邪が身体から抜けるように「治してもらう」ことで、医師はそれを叶えてくれると思っているからなのではないでしょうか。

この混乱は、「治る」という言葉を似て非なる二つの意味で使い続ける限り続きます。混乱を避けるためには、いっそそれぞれ別の言葉を使ったほうがよいのではないか、ということを私は以前から考えています。

考えてみたのですが、仮に風邪や骨折に対して使う「治る」をそのまま使い続けるのであれば、高血圧タイプの「治る」には、たとえば「癒《なお》る」という別の字を当ててみるのも一案ではないでしょうか。

これからの社会が重視しなければいけないのは、「治す」ことではなく「癒《なお》す」ことのほうです。高血圧も、(2型の)糖尿病も、うつ病も、歯周病も、「治る」ことはなくても「癒る」ことは十分にありえます。それこそ「多病息災」で四つも五つも病気を抱えてはいても、すべて「癒って」いるので生活には何の支障もきたさないという生活がまもなく実現するからです。

私の予測では、2030年から2040年までの間には、ほぼすべての病気を「癒す」ことができるようになっているはずです。

30 脳トレはNG!?

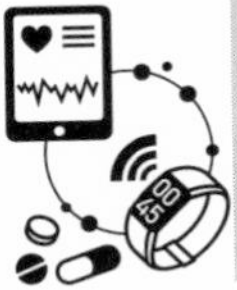

脳トレは認知症予防に有効？

クロスワードパズルや数独（ナンバープレース）を解いて脳の認知機能を高めることを目的とする「脳トレ」がブームになって久しく、認知症の予防にも役立つと言われています。

ただ、脳トレの効果を巡っては議論が続いています。

2018年には、イギリスの医学誌『BMJ』が、「クロスワードや数独を解いても知力低下は防げない」と示唆する、イギリス・グランピアン州国民保健サービス（NHS）

の研究者の論文を掲載して話題になりました。他方、クロスワードや数独などが高齢者の脳の活性にはよい効果があり、ワーキングメモリー（短い間、脳に情報を保持しておく能力）のテストや認知症テストの高得点につながるということが世界でも日本でも多数報告されています。

私自身は、脳トレを全否定するつもりまではないものの、今の「猫も杓子も脳トレ」という状況には違和感を持っています。少なくとも、脳トレの前提になっている「脳は鍛えれば鍛えるほど活性化する」という見方に対して、「本当か？」という思いがあります。

うつ病などで長期離職した人の復職に際し、精神科医が「あまりものを考えないようにしてくださいね」と指導することがよくあります。うつ病の話が認知症に直接つながるわけではもちろんありませんが、頭を使い続けることが必ずしもよくないのは、認知症以外の精神疾患領域ではそれなりにエビデンスもあることです。

人間の臓器の耐用年数は平均50年というのは私の持論の一つです。臓器をなるべく「節約」しよう、それでも寿命に達してしまった臓器は人工臓器に取り替えよう、というのが長寿時代の重要な処世術なのです。それなのに、数ある臓器の中で脳だけが例外で、節約するどころか逆に酷使すればよい、という話は……、と疑いの目で見ざるをえません。

やりすぎはよくない

1990年代くらいまで、脳科学がまだ黎明期であった時代には、「人間の脳細胞は通常30%程度しか使われておらず、残りの70%の能力は眠っている」とよく言われました。そうした主張の根拠になっていたのが、脳出血や交通事故などで脳の大きな部分を損傷した人がその後徐々にもとの機能を回復できた例が多く見られたことでした。

ただ、この説はもはや主流ではありません。どうやら人間の脳はもっと機能分担がはっきりしているようなのです。これは、1990年代に、脳の部分ごとに物質濃度を測定できる機能的MRI（fMRI）の技術が確立してから徐々にわかってきたことです。

たとえば大企業が製造部門と経理部門、販売部門などと部署が分かれていて、それぞれ繁忙期も異なれば営業時間帯も違う。同様に脳の中の部署も自分の出番が来ないときは活動をセーブするだけで、眠っているというわけでもなかったということなのです。

おそらく身体を動かす運動と同じように、脳トレにもよい部分もあれば悪い部分もあるのでしょう。ウォーキングのような適度な運動であれば医師の立場からも健康のため奨められますが、これが嵩《こう》じてマラソンをする、果てはトライアスロンに参加する、までになると、健康維持目的でおススメできる範囲を遥かに超えています。

次の節で記すように、運動は適度にやる分にはよくてもやりすぎはよくありません。脳トレも同じで、少なくともやりすぎはよくないでしょう。仕事などで十分使っている人にとっては、ハ、ト、ト、ノートレでよいのかもしれません。「脳トレ」と総称されるゲームの中には、高齢者が機能保持目的で「脳を鍛える」のにむしろ不向きなゲームも含まれていると思うのです。

31 運動はゆるくやろう

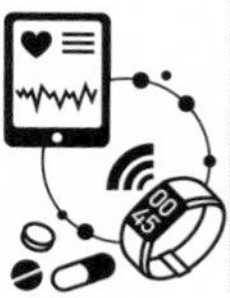

過度な運動は身体をすり減らす

前節でも述べたように、臓器の消耗を早めるほど過度な運動をしてもいいことはありません。

膝や肘、足首などの「運動器」は運動による「消耗」をイメージしやすいでしょう。過度な運動に伴う物理的な摩耗は、骨の関節面を覆う軟骨を確実にすり減らしてしまいます。

若い時期の激しい運動で消耗するのは運動器だけではなく、肺などの呼吸器、心臓に代表される循環器も同じです。特に心臓は、アスリートの過度な酸素需要に応じようと血流を増やし、循環ペースを早めるうちに、「スポーツ心臓」と呼ばれる肥大化、拡大化した心臓になってしまいます。

身体能力が高く頑強なイメージと裏腹に、一流のプロスポーツ選手や五輪選手に意外と短命な方が見受けられるのは、若い頃の酷使で心臓が肥大化していることが影響している場合もあると思われます。

もちろん、人生の目標としてスポーツをやる「アスリート」「運動のプロ」と、一般人の健康を同列に論じることは正しくもありませんし、書き方によっては誤解も招くので、ここからは、（この節に関しては）普通の方が健康を維持するため、という前提で書きます。

おススメはゆるくちんたらやる運動

さて、「適度にやる」運動が健康にいいのは間違いありません。おススメは、なるべく「ちんたら」「ゆるく」やれる運動です。

私は高校時代テニス部で、今も週1回2時間だけテニスをやっています。学生時代は転んででもボールを拾おうとしていましたが、今はあくまで健康のためにやっているだけなので、コートの端から端までボールを追いかけるようなプレーはよほどの勝負どころ以外はしません。テニス仲間にもちょっと呆れられています。

もちろん、リスクを知った上で、純粋に競技を楽しみたいから記録や勝ち負けにこだわるというのは本人の自由です。しかし健康維持、増進を目的に始めた運動でそれらにこだわるのは本末転倒としか言いようがありません。あくまでゆるゆるとやることが大事なのです。

なお、いささか余談めきますが、私が15歳のときにテニスを始めたのも、三つ年上の、のちに国立大学の保健体育学科に進むことになるアスリートの姉に「大人になってからも、ずっとやれるスポーツって何かな?」と何気なく質問し、「一生やるんだったら、テニスとかがいいんじゃないの」と言われたことがきっかけです。

姉いわく、バレーボールのような集団球技で一人だけ「ゆるい」ペースでやるのは足手まといになるので迷惑なんじゃないかと。弟のスポーツの能力が大会で上を目指すほど大したものではない、と見抜いていたわけです。その点、テニスは対戦相手とさえ合意できていればまあいくらでもゆるくできるのがあなたには向いているでしょう、とのことでした。実際に姉のこの助言のおかげで、私は50歳を過ぎた今もゆるゆるとテニスができているのです。

その意味では、若い頃にバスケットボールやサッカー、短距離走やマラソンなどの負荷の大きい競技をやっていた人は、中年以降に行う健康維持のための運動では別の競技に宗旨変えをしなければいけないでしょう。たとえばゴルフやウォーキングなどです。

もちろん、運動習慣自体を若いうちに身につけておくことは重要です。学術的にも、若い頃の運動経験が運動に対する好意的イメージにつながるので、中年以降などに運動習慣を再獲得する際に役立つという論文があります。

このようなことを理解しながら、過去に運動の経験があったかどうかに関係なく、その年代や趣向にあったものを選んで継続していただけたらと思います。そして、その際に「ゆるく」「ちんたら」でも構わない、と思ってほしいのです。

32 筋肉量減少と骨折は認知症へのワーストシナリオ

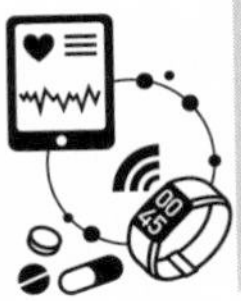

サルコペニアが老後の質に影響

そうした運動とは別に、日頃から筋トレなどをして、なるべく筋肉をつけておくことは人生の後半を迎えるにあたって重要です。筋肉が衰える「サルコペニア」（サルコは「肉」、ペニアは「減少」の意）は、老後の生活の質を格段に低下させる落とし穴になりかねないからです。

高齢者が「寝たきり」になる過程では、自転車から落ちる、階段を踏み外すなどの事故で足の骨を折り、1ヵ月程度ベッド上の生活を強いられて筋肉量が急激に落ちてしまい、骨折が治った後も起き上がれなくなった……というパターンがかなり頻繁に見られます。

このケースで高齢者が寝たきりになってしまう直接の原因はもちろん骨折です。ただし事故が起きた時点の高齢者自身の筋肉量が、ベッドで過ごした1ヵ月ほどの期間で歩けなくなるほどに少なくなっていた、ということが隠れた大きな要因です。

ですから、もしちょっとした骨折で何週間かベッドにいる羽目になっても、それくらいでは簡単に寝たきりになってしまわない程度の量の筋肉をあらかじめ身につけておく、ということが非常に重要になってくるわけです。

また骨折すれば外に出て人と会うことができなくなりますし、家の中にいてもやりたいことがなかなかできなくなります。高齢者がこの状態を続けることで必然的に懸念されるのが、認知症を発症してしまうことです。

心身の廃用性萎縮

寝たきりや、行き過ぎた安静状態が長く続くことによって筋肉や関節などが萎縮することを「廃用性萎縮」と言います。先に私は脳トレに対して否定的な考えを持っていると書きましたが、それでも私が脳トレを全否定まではする気になれないのは、脳にも廃用性萎縮があることは確実だろうと思うからです。

企業でバリバリ仕事をしていたのに定年退職して会社に行かなくなった途端に老け込んでしまう高齢男性が多いとよく言われます。社会から求められなくなる寂しさもさることながら、頭と心を物理的に動かす量が減る影響も大きいのだと考えられています。

２０１７年７月に１０５歳で亡くなった高名な内科医である日野原重明先生には私も何度かお目にかかったことがあります。先生は１００歳を超えても現役の医師として週に一度は患者の診察を行い、外来予約のスケジュールは1年先まで埋まっていました。中には有名人である日野原先生に会いたいというミーハーな動機で来院する患者さんもいたと思います。いずれにせよ、診察を続けたことにより、それがご本人にとって予期せぬ健康法になっていたという効用もあったはずです。

週に1回でも病院の診察室まで歩いていき、そこで顔馴染みの患者さんにも、初対面の患者さんにも会って話をする。そうしたことをすべて老後のエクササイズの一環としてできるという意味では、医師というのは非常に恵まれた仕事なのかもしれません。

33 痩せたほうがいいのは50代まで。60代からは小太りで健康長寿

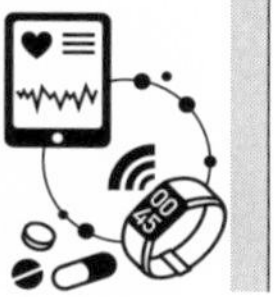

50代まではダイエットを

厚生労働省は２００８年4月から特定健康診査（いわゆる「メタボ健診」）を実施しています。メタボリックシンドローム（内臓脂肪症候群）の該当者とその予備群の場合、高血圧や糖尿病などの生活習慣病発症リスクが通常よりも高いと考えられるからです。

生活習慣病の恐ろしさは、ある日突然発症するのではなく、体重の増加、血糖値や血圧の異常などの僅かな変化から静かに進行し、気がついたら狭心症や心筋梗塞などに罹患し、後戻りのできない状態になってしまうことにあります。その意味では肥満気味の人は、50代くらいまではなるべくダイエットに励んだほうがいいでしょう。

肥満は、先に述べたサルコペニア（筋肉量減少）を併発した「サルコペニア肥満」となっ

た場合、肥満が持つリスクに加え、身体機能の低下などのサルコペニアに特有のリスクがさらに上乗せされることが、この領域におけるコンセンサスになりつつあります。

60歳からは小太りくらいがちょうどいい

理想的なコースとしては、50代までは生活習慣病対策としてダイエットを心がけて、60歳以降の目標は体重を維持することに移すべきだと考えています。というのも、太りすぎは駄目でも「小太り」なくらいなほうが長寿であることは、統計学的に見て、間違いがないと考えられているからです。

50代までは生活習慣病リスクを減らし、内臓脂肪がつきすぎないよう心がける。そして60歳を過ぎたら、今度は痩せるために頑張るのではなく、体重維持、特に筋肉を落とさないことにエネルギーを注ぐ。健康寿命を伸ばすには、このプランを実行するのが最も効果的であると考えられます。

34 天然の臓器には未知の役割も。だからなるべく「節約」したい

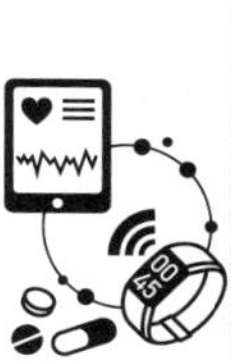

自前の臓器は「節約」したい

心臓に限らず、人間の臓器には例外なく寿命があります。個々の臓器に寿命がある以上、健康で長生きすることを望むなら、それらを少しでも「節約」することを考えなければいけません。寿命を迎えた天然の臓器を、まるで電球の交換でもするように人工の臓器に取り替えることができる時代は、もう少し先だろうからです。

第1章で、全身の90％にやけどを負った患者に、本人の皮膚組織から培養した皮膚シートを移植して蘇生させた手術の成功例があることや、将来的には血管に関しても、HGF（肝細胞増殖因子）などの技術を用いた血管再生治療が確立されるかもしれないことなどを紹介しました。

このように、人間が生まれながらに授かった臓器を人工の臓器と交換できる可能性は少しずつ広がってはいますが、iPS細胞が期待されたほどの研究成果を挙げられずにいることもあって、再生医療は壁にぶつかっているのが現状です。

天然臓器には未知の役割も

そもそも天然の臓器は本当によくできています。また、いくつかの臓器に関しては「ずっと未知であった隠れた役割」がようやく最近になって判明したものも少なくありません。この先、人工臓器をさらに研究、開発していくにあたっても、この天然の臓器の複雑さは高い壁になるはずです。

たとえば肺という臓器は、これまでは単に呼吸を司る器官という見方しかされてきませんでした。しかし最近では、人体に侵入してきた細菌やウイルスなどの異物を絡め取り、痰として体外に排出するなど、肺が人体の免疫機能に大きく関わる仕事をしている点が注目されるようになっています。

あるいは膵臓は、昔は糖の代謝に必要なインスリンを分泌するだけの器官と見なされていましたが、現在ではそれ以外に少なくとも20種類ほどの機能を持っていることがわかっており、まだまだ発見されていない機能があるのではないかと見られています。

盲腸（正確には「虫垂突起」）などは、昔は「遺残」（世代を経て退化し、消失すべき組織や器官がいつまでも残っていること）と呼ばれ、現代人には何の役にも立たない臓器と見られていました。若い頃に虫垂炎にかかって、手術で切除してしまった人も多いと思います。しかしこの盲腸にしても、最近の研究から、腸内の善玉菌を育む重要な機能があることがわかってきました。そのため、現在では急性虫垂炎の治療でもなるべく盲腸を切除せず、薬で炎症を抑え込む治療法が標準的になっています。

扁桃もまた、免疫機能の弱い幼児期に病原菌の侵入を防いでくれる器官なのですが、昭和40年代までは、幼児期に腫れた場合は切除することがふつうに行われており、私も幼年期に当時通っていた耳鼻科の先生のお見立てで、危うく取られそうになったことがあります（なお、昔は「扁桃腺」と呼ばれていたのですが、解剖学的には本当は「腺」ではないので、単に「扁桃」と呼び改められています）。

臓器と臓器が相互に作用する状況については、事態はさらに複雑です。

たとえば通常、食べ物の消化に関係ある臓器とは考えられていないAという臓器を切除した後に、患者が食べたものの体内における動きが変わったり、あるいは逆に臓器Aが分泌するはずだったホルモンを、別の臓器Bが分泌するようになったりするということもあります。しかしこの場合、臓器Bは本来の自分の仕事に加えて臓器Aの仕事を掛け持ちしている状態ですので、今度は「本職」に支障が出るリスクがあります。

というわけで、現代の医学の常識としては、人間が体内に持って生まれてきたものは、たとえ現代医学ではわからなくても何らかの理由があってそこにあるかもしれないのだから、多少のトラブルが生じたからといってむやみに切除せず、なるべくそのまま置いておくべきだ、という方向に考え方が変わってきているのです。

第４章　日本人の貧しい医療リテラシー

- ☑ 免許更新制で医師も知識のアップデートを
- ☑ 義務教育でヘルスリテラシーを
- ☑ お口のケアは覚悟を決めて
- ☑ 健康情報に「量」の話が抜けている
- ☑ 火事場で慌てても感染症は防げない

35 新型コロナでわかった日本人の医療リテラシーの貧しさ

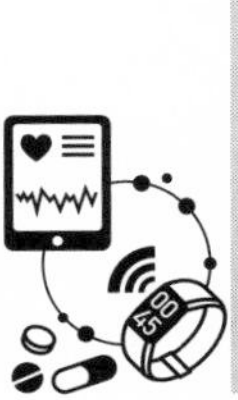

様変わりする医療とどう向き合うか

ここまで、ＡＩの導入などによって医療が今後大きく様変わりしていくことを述べてきました。これに対して「では、患者の側はどう向き合えばいいのだろう」という疑問を持ち始めた人もいらっしゃるかもしれません。

これに関して私は、全く異なる二つの方向性がありうると考えています。

一つは、近未来の患者さんは医療に関して主体的に情報収集する必要もなければ、自分の健康に関する難しい選択（たとえば、リスクを伴う手術を受けるか、受けないかなど）をする必要もなくなるという方向性。要はＡＩ医師が常に正しい知識をもとに正しい選択をしてくれるので、患者側は安心して身を委ねてさえいればいいという世界です。

もう一つありうるのは、医療技術の急激な進歩に伴って増大し、複雑化していく医療関連情報に対して患者側もある程度主体的に向き合い、能動的な情報の取捨選択をする必要に迫られるという方向性です。

このどちらになるのかは私にもまだわかりません。現時点では両方の可能性が同じようにありそうに見えます。

すべての病気を克服することが医療の完成なのだとすれば、現在の医療はすでに9合目まで達している、と私は考えています。あと1合、頂上まで登りきった頃には、もしかしたら、患者さんの立場では何も考えなくて済むシステムも出来上がっているのかもしれません。

ただ9合目ということは、まだ1合分は確かに残っているということでもあります。富士登山では最後の8～9合目で高山病にかかって下山を余儀なくされる人もかなりいるそうです。医療完成の9合目は、裏返せば医療情報の膨大化、複雑化もピークに近づきつつあるということですから、そのような状況ではヘルスリテラシーの重要性が相対的に高まっているということも言えます。

ヘルスリテラシーとは何か

「ヘルスリテラシーとは何か」についてはさまざまな定義が存在します。デンマークの公衆衛生学者クリスティン・ソーレンセン博士は２０１２年に著した論文で、ヘルスリテラシーに関して以前から存在した「17の定義と12の概念モデル」について検討し、ヘルスリテラシーとは「ヘルスケア、疾病予防、健康増進という三つの領域の健康情報にアクセスし、理解し、評価し、利用できる、知識、意欲、能力のこと」であると整理しました。

博士によれば、ヘルスリテラシーを身につけることで、個人レベルの健康や生活の質の向上だけでなく、ソーシャルキャピタル（社会関係資本）の形成などにより地域全体の健康増進にも貢献できるものとされています。

医学知識の弊害

インターネットの登場により、一般の人が医学関連の情報にアクセスすることは以前に比べてずっと容易になりました。ただ、医学知識に詳しい一般の人が急に増えるということには、よい面だけでなく悪い面もあります。

特に新型コロナウイルスの流行拡大期のような非常時は典型的でした。病気や人間の身体に関する知識を医学という体系の中で理解している医師が語る言葉と、科学的根拠のあやふやな情報（たとえば、「子宮を温めると新型コロナにかかりにくくなる」など）が、同じぐらいのボリュームで話されることの弊害は決して小さくありませんでした。

新型コロナが流行し始めた２０２０年初以来の混乱期には、私はFacebookやnoteになるべく多く自分自身で書いた引用ではない解説記事を投稿していました。これも玉石混交の医療情報が渦巻くカオスなインターネットの世界では、医学体系というフィルターを備えている者が情報の交通整理をしなければいけないという思いがあるからです。

こういう未知の状態に遭遇して、社会が不安定なときこそ、専門家たるものは冷静で煽ることのない情報発信をするべきだと思っています。偶然にも2011年の東日本大震災のときには私は福島県の公立大学の教員をやっていて、同じように考えて、臨床医としての専門領域である放射線科の知識を用いて、学生や地域住民の方に向けた情報提供を粛々と行っていました。

日本人のヘルスリテラシーは……

そして、新型コロナウイルスをめぐる狂騒を通じて図らずも浮かび上がってきてしまったのは、日本人の健康に関するリテラシーがいかに低いか、ということでした。

人間の身体がどう作られていて、どのようなリテラシーがいかに……

人間の身体がどう作られていて、どのような疾患にどのくらいなりやすいのか、といった基本的な知識が欠如しているのに、新型コロナのようなことがあったからといって、急に断片的な知識を詰め込んで防衛しようとしても、連立方程式が解けない人がいきなり微積分の難問に挑戦するようなもので、ちょっと無理があります。ところがその無理なことを皆がこぞってやってしまうのが、まさに「急場」「有事」を感じさせるできごとでした。

それまでの生活では医学的なニュースやインターネットの情報にあまり関心がなかった人が、急に読み始めても、なかなかすんなりと頭に入ってこないことは想像に難くありません。見慣れない語彙も多く、また、書く人によって言葉の定義や科学的事実の解釈が微妙に異なっているなど、読む人を戸惑わせることは多々あると思います。専門家である度合いに限らず誰でも発信できる状況も問題ですが、読む側にも、基礎力のようなものは求められるのだと思います。

少々にわか勉強であっても、新型コロナウイルス対策のために学ぼうとすることはもちろんよいことだと思います。同時に、今後も出てくるかもしれないさまざまな新しい問題に備えるために、ヘルスリテラシーの向上に気長に取り組むとよいのではないでしょうか。

36 日本の健康情報には「量」の話が抜けている

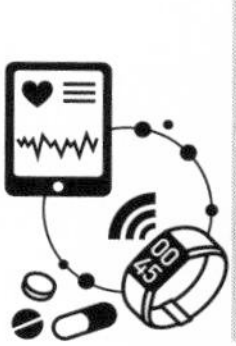

火事場で慌てても……

新型コロナの流行初期には、ビタミンCやビタミンE、あるいは乳酸菌などが免疫機能を高めるので感染予防に役立つという話が広まり、それらを含有するドリンクやヨーグルトがたいへんに売れました。

未知の感染症がこれから猛威をふるいそうだと言われれば心配になるのは誰でも同じです。少しでも役立ちそうなことなら取り入れて不安を減らしたい、というのも人間の自然な感情として理解できます。

ただ、このような火事場に直面して急にヨーグルトを食べたり、あるいはウォーキングを始めたりしたからといって、いきなり健康になることはありません。その人が持っているもともとの健康レベルを損なわないようにすることは大事ですが、今までやっていなかったことを急に始めて健康を水増しし、新型コロナにかからないようにしようというのは、いくらなんでも都合のいい虚しい努力です。

量の話をしよう

テレビ番組や雑誌の特集記事などを見ていつも感じるのですが、日本のメディアで扱われる健康情報はあまりに定性的にすぎる、つまり、ものごとの性質面にだけ着目しているように私には感じられます。

先ほどのビタミンCや乳酸菌の話にしても、「ビタミンが身体によい」というその性質自体は嘘ではないものの、その数量的な側面、つまり「どれだけ服用すればいいのか」「どのくらい身体状態が改善するのか」という定量的な視点が欠如しているのです。

定性的な議論は、一見科学的なようで、実はそうでもありません。

たとえば日本政府が1100兆円の財政赤字を解消するために、政府支出を抑えようとするのは定性的には正しい話です。しかし、そのカット額が月2000円のレベルにとどまるのであれば、100年分の合計で2000万円ちょっとにしかなりません。これではまさに「焼け石に水」であり、定量的には意味のない話になってしまいます。

以前、旧厚生省は、「1日30品目食べれば健康を維持できる」として、30品目を推奨していた時期がありました。量のことを考えないならばこれは正しくて、必要な栄養素が欠けることは起こりにくくなります。しかし、これを続けているとカロリー過多になることが批判されるようになり、2000年には主張しなくなりました。量を考えることは大切、という話です。

その他の健康法についても、性質だけを捉えて「よいか悪いか」を議論するのであれば、よいものはいくらでもあります。しかしその健康法を実行することで役に立つとか立たないとか、ある物質を摂取することが健康によいかそうでもないかなどの問題を評価するためには、その健康法が健康全体に対して効果を発揮する上で必要な大きさや数量がまず議論されなくてはいけません。もしそのサイズ感が実態にまるで即していないのであれば、結局は空論にすぎないのです。

サプリにしても、月経前症候群で体内からカルシウムが失われた女性が補充療法としてカルシウムサプリを摂取するのは十分に意味があることです。しかしその場合も、その人の症状に基づいて適量を摂取することで初めて意味をなすのです。

37 お口のケアは覚悟を決めてやるしかない

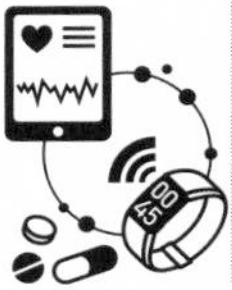

三度の食事でつくる生活のリズム

リテラシーということで言えば、先に述べた健康食品のようなものだけでなく、普通の食品、毎日の食事に関する知識も重要なヘルスリテラシーであると言えます。

一日に朝・昼・晩の三食を食べるということは、私たちが毎日の生活リズムを形作る上で、想像以上に大きな役割を果たしています。

このことは新型コロナの自粛期間中、家に閉じこもる生活をした人は、改めて実感したのではないでしょうか。普段は仕事で忙しく出歩いているので朝食を抜いたり、三度三度の食事をきちんと取らなかったりしても、仕事を通じてある程度のリズムが自然と出来上がります。しかし、自宅の中で大半の時間を過ごす生活でもし朝・昼・晩の三度の食事がなかったら、一日がとても平板で起伏のないものになってしまいます。

さて、ここで想像してみてほしいのが、家にいる時間の多い高齢者にとっての食事の意味です。三度の食事が、栄養の摂取だけでなく一日のリズムを確保するためにも重要であることはもうおわかりいただけるでしょう。であればこそ、高齢者が食べるための身体機能を喪失してしまうことは、寝たきりになるのと同じくらい身体的な生命的リスクになりますし、認知症などの精神的異常を誘発する原因にもなります。

人間が食事をするときに使う臓器には食道、胃、腸などがありますが、その中でも食べることの「楽しさ」に最も関係しているのが口、ひいては歯です。亡くなった私の父親もそうでした。肉など、硬さがあって、嚙むことが楽しい食べ物を嚙めなくなってしまってからは、食べることの楽しみが一気に減ってしまったようで、それからはあまり食べることに興味を持てなくなったようでした。

厚労省と日本歯科医師会は以前から「80歳になっても20本以上自分の歯を保とう」という「８０２０（ハチマルニイマル）運動」を推進しています。自分の歯が20本以上残っていれば、食生活にはほぼ満足することができるそうです。その意味では歯周病の管理は、やはりとても重要です。さらには歯磨きなどの口腔ケアが不十分だと口腔内に日和見菌が増加し、これが肺炎や気管支炎、腸炎などを引き起こすことがあることが近年広く知られるようになっています。

歯の健康は毎日のセルフケアで

歯の健康を維持するには、定期的な検査を受けることも大事ですが、それ以前に毎日の歯磨きを含めたセルフケアが重要です。

セルフケアを効果的に行うには自分用のデンタルミラー（口の中を観察できる鏡。ドラッグストアで数百円で売られているもので十分です）を用意するとよいでしょう。歯を磨いた後にこれを使って「虫歯はできていないか？」「歯茎の様子はどうかな？」など、自分の口の中の状態を確認するのです。

毎日の歯磨きが正しくできているかどうかを確認するには、プラークチェッカーと呼ばれる歯垢染色液を使ってみると効果があります。子どもの頃に歯医者さんや学校でやったことのある人もいるでしょうが、歯磨きをした後にこの液を綿棒などを使って歯に塗ると磨き残した箇所が赤く染まるので、自分の歯磨きのクセが把握できます。

なお、電動歯ブラシには、こういった「歯磨きのクセ」を報告してくる機能があるものもあります。まだ思ったほど普及していないのですが、今後広まっていくと考えられます。

他に重要なのは、デンタルフロスや歯間ブラシの使い分けです。デンタルフロスは、歯ブラシが届きにくい歯と歯の隙間を効果的に掃除するための道具でいろいろな種類がありますが、歯と歯の間を通してコンタクトポイントと呼ばれる歯と歯の接合部の周囲のプラークをそぎ落とし、歯が細菌による酸で溶かされるのを防ぎます。

歯間ブラシは歯間の根元に三角形の隙間ができている人や、歯茎が後退気味の人の口腔ケアに向いていますが、サイズが合わないとかえって歯茎を傷める結果となりますので、かかりつけの歯医者さんで衛生士さんにサイズを選んでもらうのがおススメです。

私の友人の歯科医は、患者さんには自分の歯の状況に応じて、ワンタフトブラシなどの補助的清掃具を最低2種類、一般的な歯ブラシと併用するよう指導しているそうです。

こうした口腔ケアを「面倒くさい」と思う人も多いでしょうが、毎日は無理だとしても週に何回かはやらなければ歯の健康を保てないのは事実です。そこはどうか覚悟を決めてやっていただきたいところです。

現在は口腔ケアの管理に重宝しそうなデジタルデバイスはあまり見当たりませんが、先ほど述べた電動歯ブラシがさらに進化したものなど、いろいろな製品が今後出てくると思われます。歯ブラシ以外にも、自分の歯の写真を撮るだけで念入りに磨くべき場所、磨き残しのある箇所などを教えてくれるような携帯アプリなども現れるでしょう。ただ、そういうもののおかげで管理は楽にできるようになったとしても、実際のケアは当面は自分自身の手でするしかありません。

38 中学校でヘルスリテラシー教育を

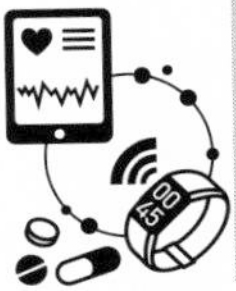

先ほども述べたように、現在9合目にある医療が山頂にたどり着いたときには必要でなくなっている可能性もありますが、日本人はもっとヘルスリテラシーを磨く必要があると思われます。

ヘルスリテラシーの義務教育化

ヘルスリテラシー教育を行うのであれば、義務教育、それもより具体的には、生徒たちにある程度の理解力が育った中学校で行うのがよいでしょう。特に日常生活における病気の予防に関するリテラシーは、先ほどの健康食品などへのスタンスも含め、力を入れて指導したい分野です。

ヘルスリテラシー教育は、これまで学校教育の場ではほとんど行われてきませんでした。例外として、保健体育の授業で身体について少し学んだり、性教育については一定の時間は確保されていますが、それら以外は大変お粗末な状況です。

専門家の力で教育の充実を

そういう中で、がんに関して、２０１６年12月に「がん対策基本法」が改正され、「国及び地方公共団体は、国民が、がんに関する知識及びがん患者に関する理解を深めることができるよう、学校教育及び社会教育におけるがんに関する教育の推進のために必要な施策を講ずるものとする」（第23条）という条文が新たに加えられました。これにより全国の小中学校、高校、特別支援学校で外部講師も活用しながらがん教育が行われることになりました。

２０２０年２月の文部科学省発表によれば、２０１８年は対象となった３万７１６９校のうち、61・９％に当たる２万３０２３校ががん教育を実施。小学校は１万１５０２校（56・３％）、中学校は７９１９校（71・４％）、高等学校は３６０２校（63・７％）で実施されました。実施方法は、「体育・保健体育の授業」が92・９％（２万１３８３校）、「特別活動の授業」が８・０％（１８４６校）、「総合的な学習の時間」が２・６％（６０７校）、「道徳の授業」が１・９％（４３０校）、「教育課程外」が１・５％（３５３校）。

回答した全学校のうち、外部講師を活用した学校は８・１％（３００７校）であり、外部講師の職種は、「がん経験者」が21・６％（６５１校）、「薬剤師」が16・８％（５０６校）、「がん専門医」が16・１％（４８４校）、「その他の医師」が14・２％（４２８校）、「保健師」

が12・0％（362校）。それ以外は「がん関連団体等職員」、「学校医」、「看護師」、「保健所職員」、「大学教員等」、「がんり患者の家族等」だったとのことです。

ちょっと気になるのは、外部講師の活用率が8・1％しかないことです。文科省の調査では1万7248校（86・2％）が外部講師を活用しなかった理由として「教師が指導したため」と回答しているようですが、私の知る限り、学校の先生に教えられる内容にはかなり限界があります。学校で教える、というのは教育のあり方として最もオーソドックスではありますが、もともと想定していなかった内容を教えるのは準備が大変です。

また、学校でがん教育をすること自体はよいことだと思いますし、日本人一人ひとりや日本社会にとって、がんは重要な課題なので、この施策に違和感はないのですが、一方でがんだけでよいとはもちろん思えません。

教材を提供して対応しやすい「がん」だけ、というような一部分に限定しない、ヘルスリテラシー全般についての指導となると、なおさら学校の先生が教えるのでは心許ないというのが医師としての本音です。というのは、ヘルスリテラシーとは無縁に生きている学校の先生も少なからずいらっしゃるからです。

文部科学省は現在、小中学生を対象に情報教育を行っていて、小学生には「キーボードなどによる文字の入力、電子ファイルの保存・整理、インターネットの閲覧や電子メールの送受信などの基本的な操作」の習得が課せられています。しかしこのような教育にそれほど時間をかける必要があるのでしょうか。

二人いる私の娘もそうでしたが、子どもというものは、パソコンやスマホなどの情報機器には、大人たちがわざわざ使い方を教えなくても勝手に興味を持ち、すぐに大人が及びもつかないレベルで使いこなせるようになるものです。私自身、中1の次女にあっと言う間に置き去りにされてしまい、プリンターや全録レコーダーの使い方を指導されています。

この部分にリソースを割く余裕があるなら、適切な専門家の力を借りながら、ぜひヘルスリテラシー教育を充実させてほしいものです。

39 医師もリテラシーを問われる時代。だからこそ免許を更新制に！

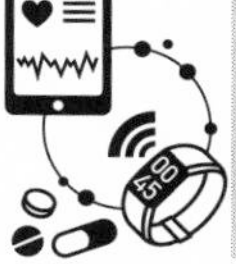

医師のリテラシーも高くない？

ただ、医師たちの医学リテラシーが常に絶対的に高いのかというと、残念ながらそうではありません。開業医などにも、専門の領域はそれなりに詳しくても、他はからっきしダメという「専門バカ」の医師はいくらでもいるからです。大きな声では言えませんが、「専門さえバカ」という人だって結構いるのが実情です。

どうしてそのようなことが起こってしまうのかですが……。臨床に携わっている大多数の医師は、あまりに忙しく、毎日の実務以外のことをこなす時間がないことが最大の元凶です。

開業医になれば一国一城の主なので、雑務をスタッフに任せて空いた時間を専門分野の知見を深めるための勉強に使う、ということもある程度できるかもしれませんが、経営に関わる重要な仕事も多く、また、医療行為の最終責任をすべて持っているので、事態はそう単純ではありません。

ましてや、勤務医の場合、診療科によって多少の違いはあっても、ほとんどの先生にはそんな余裕はありません。そもそも多くの勤務医は、医局という相部屋で同僚医師たちと机を並べているケースがほとんどです。自分だけで使える研究室や執務室さえも与えられていないので、落ち着いて勉強に没頭するのも難しいのです。

私自身のことを振り返っても、今でこそ、臨床医としての仕事を離れてビジネスの世界に飛び込んだから、最新の医療情報に日常的に触れられているわけです。あのまま臨床医を続けていれば、日々の忙しさに追われ、自分の知的興味を十分に満たせず、患者さんに最新知識を提供できない日々を過ごしていたかもしれません。

医師免許に更新制度がない

ただ、そうした医師たちの時間的な余裕のなさという問題はあるにしても、リテラシーの低い医師がこれほど増えてしまうのには、もう一つ別次元の要因があります。

それは、医師免許に更新制度が存在しないということです。

ＡＩがこれだけの進化を遂げた現代に、ＡＩに関する知識が全くない人が医師をやるのは無理があることだと思います。ＡＩに関してだけでも、医師の免許更新講習等を通じて、日常診療に必要なＡＩやコンピューター科学に関する知識をアップデートしてもらう機会を提供するべきでしょう。

しかし、医師免許を更新する仕組みがない現状ではそれはできません。このままだと、ＡＩに興味を持とうともしない、あるいは、漠然と興味はあるけれど一向に勉強の時間が取れない医師が当面のさばってしまう事態になるのは必至です。

なお、「内科専門医」「麻酔科専門医」等の診療科ごとの専門医資格については更新制度があり、一定の知識リフレッシュ機能を果たしています。でも、おおもとである医師資格については、最新知識を持てるようにするという観点は置き去りにされたまま、医師法が古希を迎えてしまったのが今の状況なのです。

自動車の運転免許でさえ、免許の区分に応じて3年や5年ごとに講習を受け、資格を更新しなければ取り上げられてしまいます。人の命を直接的に左右する医師が、いつまでも古い知識に頼りながら仕事をするのは、交通法規や道路標識などを忘れてしまったドライバーが運転しているようなものだと思います。

そもそも医師免許がその専門に関係なく取得でき、一度医師免許を取得した人なら、産婦人科医にも心臓外科医にもなれてしまうというのも、よく考えてみればおかしな話です。先述した専門医制度も、その点を解決してくれるものではありません。

この点には厚労省も医学界も問題意識を持っていて、診療科ごとの医師の定員を定めて計画的配置をすることや、地域ごとの医師の偏在の解決などに乗り出しているものの、その道のりはまだ遠いものです。

医師免許の更新制度は絶対に導入されるべきだと思います。

Ⅲ

ガラパゴスな日本の医療と世界のスタンダード

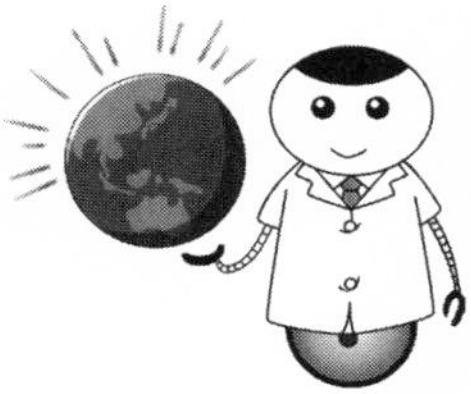

第5章　ガラパゴスな日本の医療

- ☑ 医学部過剰人気は知的リソースの無駄遣い
- ☑ 外国人観光客に医療の提供を
- ☑ 日本が「トップランナー」になれない理由
- ☑ ＡＬＳ嘱託殺人で安楽死の議論後退
- ☑ 日本に死の定義なし
- ☑ いつでも病院に行けるのは日本くらい

40 病院への「フリーアクセス」が新型コロナで廃れていく？

いつ、どこの病院にもかかれるのは日本くらい

国民皆保険制度と並んで日本の医療の特徴とされるのが、患者が望めば、国内にあるどの医療機関でも自由に選んで治療を受けられる「フリーアクセス」と呼ばれる制度があることです。多くの日本人はこれを当然のことのように感じているかもしれませんが、実は世界的に見るとかなり珍しい制度です。

たとえば米国では、風邪を引いて熱があるから近くにある大学病院で診てもらうということはできません。風邪程度の軽微な症状なら、まずはＧＰ（General Practitioner）と呼ばれる総合診療医に診てもらうことになります。その上で、より高度な診療を受ける必要があるとＧＰから判断された場合は、その先生に紹介状を書いてもらい、大学病院など高度医療機関で診察を受ける、という手順を必ず踏むことになります。

英国も米国同様に、あらかじめ登録したＧＰからの紹介がなければ、専門医や病院にかかることはできません。そのＧＰも予約しなければ受診できないため、受診まで数日待たされることも珍しくありません。

具合が悪くなったので、予約もなしに病院に行っても待合室で待ちさえすれば診察を受けられる。しかも、ふんだんにある候補の中から、地域で一番評判のいい病院を選ぶ……といったことができるのは日本くらいなのです。歴史的に、日本医師会も、このフリーアクセスは日本の医療が誇るべき財産であると主張してきました。

フリーアクセスはいいことばかりではない

しかし、よく考えてみると、このフリーアクセス、決していいことばかりではありません。

そもそも諸外国が国民の医療へのアクセスに制限をかけているのは、社会全体としての診療の効率と経済のバランスに配慮しているからです。

高度な医療技術を持った大きな病院は、風邪のような、診断がすぐついて症状もどちらかと言うと軽微な患者さんも、ＭＲＩやＣＴなどの画像検査も含むさまざまな検査を行う必要がある患者さんも、どちらにも対応は可能です。しかし、社会全体の効率を考えれば、軽微な症状の患者さんは街のクリニックに任せ、大きな病院は高度な医療技術を必要とする患者さんに専念したほうがいいのは言うまでもありません。

しかし、フリーアクセスが原則である日本では、医師は来院してきた患者さんの診察を原則的に拒むことがありません。これは医師の「応招義務」と呼ばれる考え方に基づいています。根拠となるのが、「診療に従事する医師は、診察治療の求があつた場合には、正当な事由がなければ、これを拒んではならない」とする医師法第19条第1項の規定です。

実は、厳密な法解釈としては、必ずしもすべての来院患者さんに対してこの義務を負うわけではないのです。しかし、現場では長いあいだ、応招義務は医師の基本的な姿勢であるとみな考えてきました。そのアンバランスにより医療が非効率化して、一部の医師や病院に過度の負担がかかっていることは以前から指摘されてきました。

また、予約しなくても医療を受けられる気安さは、国民皆保険制度下の安い医療費と相俟って気軽に医療機関を受診する人の増加にもつながっており、国の医療保険財政を圧迫する主要因の一つにもなってきました。

厚生労働省はこの状態を是正しようと、「かかりつけ医」を持つことを推奨したり、その育成に力を入れたり、また、紹介状なしの初診を割高にしたりして努力してきました。医師法の「応招義務」規定についても2019年12月、「国家に対しては応招義務を負うが、個々の患者について負うものではない」という趣旨の通知を出しました。

ただこうした一連の改革は、フリーアクセス制度が「よい制度」として日本人の気持ちにあまりにも受け入れられていること、また禁止規定を盛り込みにくい制度体系の「品のよさ」などのために、なかなか成果が上がりませんでした。

新型コロナで来院者数激減

ところが2020年、一時はもはや変えられないと思われたこの風景を一変させるできごとがありました。言うまでもなく、新型コロナウイルスの流行拡大です。

行政が感染拡大防止のために、地域住民に「不要不急の外出」をしないように呼びかけたコロナ禍では、飲食店や娯楽施設などが営業の自粛を求められた一方、スーパーマーケットなどの小売業や運送業などは、生活の維持に必要不可欠な業種であるとして引き続き営業することを求められました。

そのはざまで難しい判断を迫られたのが、各地の医療機関でした。

医療機関そのものはコロナ禍でも「必要不可欠」とみなされる一方、眼科や皮膚科、整形外科、レディースクリニックなど、コロナとは直接関係のない医療を提供する多くのクリニックは、営業を自粛しても補償の対象になりそうにもない中で、このまま営業を続けていいものか真剣に悩んでいたところが多かったのです。

患者さんたちの側も新型コロナウイルスの感染リスクを避けようと、多くの人が自主的に通院を控えました。

医師が多く登録している会員制サイト「日経メディカルオンライン」が医師会員3668人を対象に2020年3月に行った緊急調査で、医師たちの53・4％が新型コロナウイルスの影響により外来患者が1年前の同じ時期より減っていると回答。内訳を見ると、外来患者が「25％未満減っている」と答えた医師は1234人（36・0％）、「25％以上50％未満減っている」が469人（13・7％）、「50％超減っている」が120人（3・5％）、「外来機能を停止している」と回答した医師が8人（0・2％）だったそうです。

また日本病院会、全日本病院協会、日本医療法人協会の3団体が5月末に公表した「新型コロナウイルス感染拡大による病院経営状況緊急調査」の最終報告によると、同年4月の一病院当たりの医業収入は全国平均でも前年同期比10・5％減、東京都で新型コロナ患者を受け入れている病院に至っては、22・1％減となったそうです。

コロナ終息後も通院控えは続く

私はこの深刻な事態は、新型コロナ流行期だけの短期的な現象では終わらず、コロナ禍がある程度終息した後も、それなりに尾を引くことになるだろうと予測しています。

理由はまず、患者さん側の心情的な問題です。なにしろそれまで「いつでも来てください」と言っていた相手が、いくら非常時とはいえ、「来るな」と態度を百八十度豹変させ

■コロナ患者受入状況における経営指標の比較＿全国

(単位：千円)	有効回答全病院 n=1,203			コロナ患者入院未受入病院 n=864			コロナ患者入院受入病院 n=339			一時的病棟閉鎖病院 n=180		
	2019年4月	2020年4月	前年比	2019年4月	2020年4月	前年比	2019年4月	2020年4月	前年比	2019年4月	2020年4月	前年比
医業収入	481,996	431,475	-10.5%	272,730	251,648	-7.7%	1,015,346	889,795	-12.4%	939,118	804,941	-14.3%
入院診療収入	322,919	293,273	-9.2%	187,792	178,245	-5.1%	667,312	586,441	-12.1%	616,859	531,020	-13.9%
外来診療収入	138,286	122,900	-11.1%	73,180	65,454	-10.6%	304,219	269,313	-11.5%	278,282	240,162	-13.7%
その他医業収入	22,383	17,563	-21.5%	13,975	11,098	-20.6%	43,814	34,041	-22.3%	44,572	34,427	-22.8%
医業費用	474,160	467,877	-1.3%	266,453	264,599	-0.7%	1,003,539	985,966	-1.8%	935,553	921,280	-1.5%
医薬品費	82,715	79,937	-3.4%	37,384	37,481	0.3%	198,250	188,142	-5.1%	185,585	175,500	-5.4%
診療材料費	53,035	48,312	-8.9%	24,086	22,868	-5.1%	126,817	113,162	-10.8%	114,977	100,826	-12.3%
給与費	230,087	232,964	1.3%	142,350	144,030	1.2%	453,701	459,629	1.3%	416,965	425,247	2.0%
その他経費	110,597	109,913	-0.6%	65,799	64,745	-1.6%	224,772	225,033	0.1%	218,027	219,706	0.8%
医業利益	7,147	-36,976		5,319	-13,749		11,807	-96,172		3,906	-115,571	
医業利益率	1.5%	-8.6%		2.0%	-5.5%		1.2%	-10.8%		0.4%	-14.4%	

医業収入・医業費用の変化（2019年4月を100%として比較）

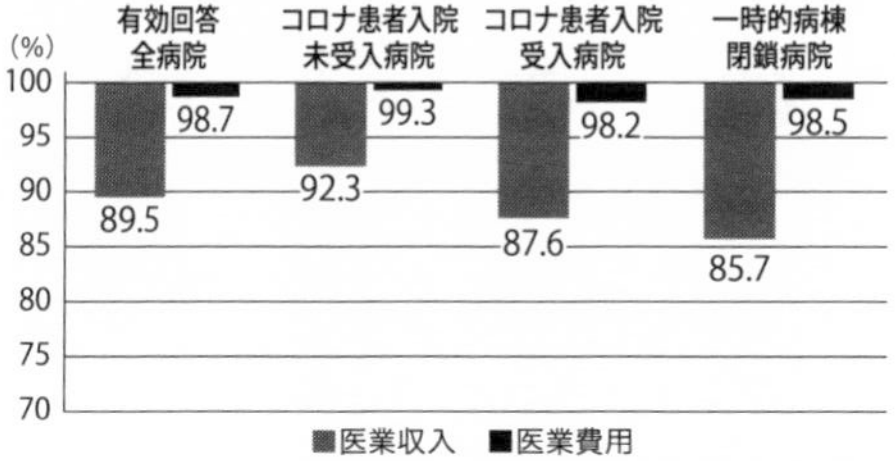

医業利益率（2019年と2020年の差）

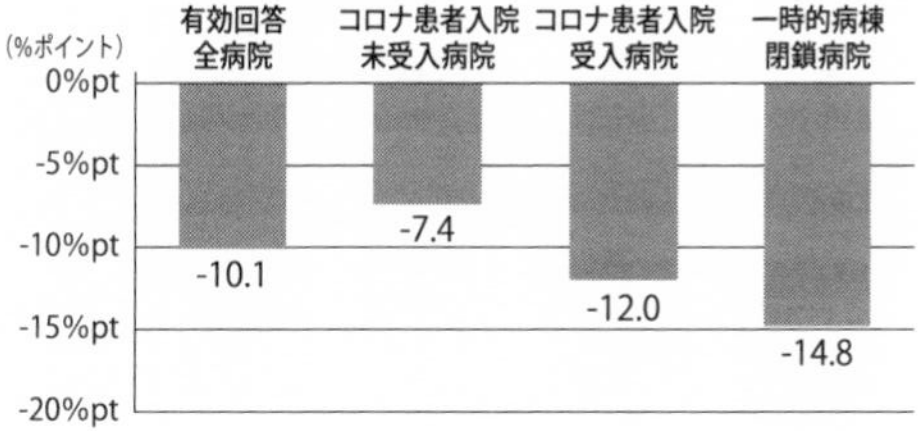

※参考　通常時における病院の医業利益率は▲2.7%、医療法人では2.8%となっている（2019年医療経済実態調査）

新型コロナウイルス感染拡大による病院経営状況の変化【全国】（日病・全日病・医法協調査最終報告）

たのです。その相手に「終息したから（あるいは、少し落ち着いているから）また来てください」と言われたところで、患者さんだって白々しいと感じるのではないでしょうか。

そしておそらくは患者さん側も来院自粛を求められていた期間を通じて、さしたる問題を感じないケースが多かったであろうということです。

もちろん、コロナ流行前に予約していた手術を数ヵ月待たされていたケースではすぐに通院を再開するでしょうし、巣籠もり中に増大した健康課題を解決したい人は病院に行くと思います。一方で、「ああ、実は、別にあの先生のところに毎週のように通う必要はなかったんだな」と自粛期間をきっかけに感じた人も相当数いたと思われます。

現実には、そういう動機で医療機関に行かなくなれば、医学的な状態が悪くなる方は少なくないはずです。たとえば、新型コロナ流行前から高血圧や高脂血症の薬をずっと定期的に処方され、それが本人の健康に大きく貢献していたのに通院をやめてしまった、その後も本人としては体調が悪くはないが、実際には数値が悪化している、というようなケースです。

こうした例は、本書を執筆している2020年7月の段階でも、すでに多くの医師から具体的な例が報告され始めています。本来は極めて由々しき問題なのですが、いったん「変化してしまった」受療行動には、なかなか簡単に元に戻らない面があります。

医師からしきりに通院を奨励され、「毎週通う必要があるのかよくわからないけれど、でも先生が来いと言うから」と、他人本位な理由で頻繁に医療機関に通っていた人は多いと考えられます。しかし、「なんだ、通院しなくてもよかったのか」と感じてしまい、通院の習慣をいったん中断してしまえば、受診者の側だって以前のようには通わなくなります。

受診見合わせのネガティブな面も

逆説的な見方をすれば、世の一大事が引き起こしたこの「受診見合わせ」により、先ほど述べた大病院の医師たちの負担緩和、そして医療保険財政の適正化という元々望んでいた方向に動いている面はあります。しかし、非常時に副次的に起きたことなので、受診を控えた患者さんの検査数値の悪化など、さまざまな問題を引き起こしているわけです。

フリーアクセス制度を今後廃止するにしても、有事に乗じて急に転換するのではなく、社会全体として合意形成しながら進むべきです。日本の医療制度は、原則的に全員が保険を使える「国民皆保険」と「フリーアクセス」が根幹です。二本柱の一つを取り払っても制度が「立っていられる」のか、十分な議論を尽くす必要があります。

AI医師をはじめとする最新医療が自動的に我々の健康をすべて守ってくれる時代まであと少し。その間、自分で健康のケアをする「セルフケア」や、自ら学んで薬を手に入れる

「セルフメディケーション」を活用するにせよ、対面医療の受診が急にすべてなくなっていいことはもちろんありませんから、「フリーアクセス」を手放すタイミングは重要です。

セルフケアが有意義な領域として歯科があります。第4章でも書いたように、歯のセルフケアは非常に重要なのですが、歯石除去などを家庭で行うのはまず不可能で、歯科医や歯科衛生士にやってもらわなければ十分なケアはできません。通所型介護施設（デイケア）による高齢者の身体や精神のケアも同じです。

新型コロナをきっかけとした「通院控え」が、こうした分野にまで悪影響を及ぼしてしまうとしたら、それは我々がウイルスに「屈してしまう」ことになってしまうと思うのです。

41 効き目十分の薬は ドラッグストアで買えるのに……

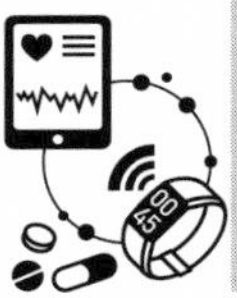

OTC医薬品でも効き目十分

医師が処方する医薬品を「医療用医薬品」と呼ぶのに対して、薬局・薬店・ドラッグストアなどで処方箋なしに購入できる医薬品のことを「ＯＴＣ医薬品」と言います。ＯＴＣは「over-the-counter」、つまり薬局やドラッグストアのカウンター越しに販売される薬という意味で、それまで「大衆薬」「市販薬」などと呼ばれていた薬のことですが、ここのところ、ＯＴＣ医薬品という呼び方が定着しつつあります。

医薬品の世界には、少し前まで一つの「神話」がありました。医療用医薬品は成分が強めなのでよく効くけれど、処方箋なしに買えるＯＴＣ医薬品は成分が弱めで効き目も弱い、というものです。

この神話は完全に崩れたわけではなく、医療用医薬品にはＯＴＣ医薬品よりも強い薬が今でもたくさんあります。ただ、近年は規制緩和により、ＯＴＣでありながら医療用医薬品と同じ有効成分の薬が相当数登場してきました。

たとえば第一三共ヘルスケアが１９９７年に発売を開始した胃腸薬「ガスター10」シリーズは、医療用医薬品の成分をＯＴＣ医薬品に転用した「スイッチＯＴＣ医薬品」の代表格です。

この「ガスター10」のようなスイッチＯＴＣ医薬品の種類や数が増えてくると、医療用医薬品をわざわざ医師に処方してもらうことのメリットは、患者目線では「(保険が適用されるので)７割引きで買えること」ということしかなくなります。いえ、もちろん、医師が服薬を管理することは本来大変重要なのですが、少なくとも患者さんの意識の中では、薬局にも売っている薬であって、わざわざクリニックに行かなければ手に入らないわけではありませんから。

セルフメディケーションへの後押し

いずれにせよ、財政が厳しくなってきた保険者サイド（政府）としては、同じ成分の医療用医薬品の費用を医療保険で負担するよりは、国民になるべくスイッチＯＴＣ医薬品を買ってもらったほうが助かります。

２０１７年からは国民を極力スイッチＯＴＣ医薬品に誘導しようと、「セルフメディケーション税制」をスタートさせました。この制度は、スイッチＯＴＣ医薬品を購入した際の購入費用については所得控除を受けることができるというものです。２０２０年５月現在、１７９７品目の薬がセルフメディケーション税制の対象となっています。

このセルフメディケーションがなかなか浸透しないことに厚労省は頭を悩ませていたのですが、これに関しても新型コロナが意図しなかった後押しになる可能性があります。おそらく今後は、花粉症であるとか軽微な皮膚炎であればクリニックに行かず、まずは自分で薬を買って治すという選択が一般化していくでしょう。そのこと自体は好ましいことだと私は思っています。

近い将来には、Google HomeやAmazonのEchoなどのＡＩスピーカーに質問すれば、「セルフメディケーションで十分です」とか、「自分で判断せず、医師に診てもらったほうがいいです」などのアドバイスも得られるようになるでしょう。

その頃には、単なる風邪の患者に不必要な大量の薬を処方して保険点数を稼ぐようなクリニック（本来、存在してはいけないのですが……）は存在意義を失い、淘汰されているはずです。

42 脳死は人の死。でも、「人の死」に定義はない？

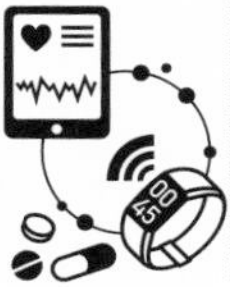

臓器移植と脳死の関係

前にも述べましたが、英国ロンドン・ビジネス・スクールのリンダ・グラットン教授によれば、２００７年に生まれた日本人は１０７歳まで生きる確率が50％あるという試算もあるそうです。

ただ、この「人生100年時代」を生活の質を保って快適に生きようとするなら、普通ならば50年で寿命を迎えてしまう臓器を「節約」することで長持ちさせるか、人工の臓器ないしは他人の臓器と交換するニーズも生じます。

臓器を交換する場合、iPS細胞など研究中の技術の中のどれかが成功し、人工臓器を生産できるようになったら最も理想的です。そして、一部には人工臓器の技術がすでに確立されているものもあります。

白内障患者に用いる眼内レンズは完全に確立された技術の代表例であり、これのおかげで、白内障で生活レベルを損なう人はいなくなりました。耳についても、現在では安価で性能のよい補聴器が製造されて難聴者の助けになっています。

しかし、こういう技術が確立されていない臓器に関しては、今のところ何らかの手段で他人の身体から天然の臓器を移植することが重要な選択肢です。

臓器の提供は「脳死下」で行われる場合と「心停止下」で行われる場合の二通りがあります。腎臓、膵臓、眼球は心停止後でも提供可能ですが、心臓、肝臓、肺、小腸など、移植されるまでの血流の確保が大切な臓器群は心停止後の時間が経ちすぎてしまうと使いものにならなくなってしまうため、脳死の人から提供してもらうしか方法がありません。

死後の臓器の取り扱いについては、アメリカ、ドイツなどでは、本人の生前の意思表示があるか、それが明らかでない場合には家族の同意のどちらかがあれば、脳死後に臓器提供が行われます。

他方イギリスやフランス、オーストリア、スペインなどでは、本人が生前、臓器提供「しない」意思を示しておかない限り、臓器提供に同意したと自動的にみなされることになっています。この法律はイギリスでは2020年に施行されたばかりなので、まだ一般の人の中にはその状況を知らない人も多いと思われますが、社会全体としては確実にそういう方向に進んでいます。

臓器提供の場合のみ、脳死は人の死

では、日本はどうでしょうか。我が国では脳死後に臓器を提供する場合に限って「脳死は人の死」であるとしており、脳死後の臓器提供は（アメリカ、ドイツなどと同じく）本人の生前の意思表示もしくは家族の同意のどちらかがあれば行われることになっています。これは要するに脳死を一律に「人の死」とするのではなく、「脳死を人の死とする」か「脳死を人の死としない」かは、本人と家族が選ぶことができる仕組みであるという見方もできます。

この日本独特の脳死の位置づけを巧みに設定に用いたのが、ベストセラー作家の東野圭吾さんが2015年に発表し、2018年には篠原涼子さん主演で映画化された『人魚の眠る家』という小説です。

主人公は、幼い娘がプールの事故で脳死状態になってしまった母親です。彼女とその夫は、一度は臓器提供を決断するものの、娘の手がかすかに動いた（これは脳死状態にある人の手や足、顔などがあたかも意思があるかのように動く「ラザロ徴候」と呼ばれる現象です。まだその仕組みは解明されていません）のを目撃したことで一転して臓器提供を拒否。その後は娘を自宅に移し、眠り続ける娘を自宅で介護し続けるうち、やがて母親自身も精神に変調をきたすようになる……というストーリーです。

この小説では、主人公が娘の臓器を提供するという決断を翻したことで、いったんは「死んだ」と扱われた娘が「蘇って」しまうわけですが、これは先にも述べたように、臓器提供とは無関係にある意味自動的に「脳死は人の死」と規定されている他の国では起こりえないことでもあるのです。この作品の映画版を観たとき、篠原涼子さん演じる母親が決断を翻意したシーンで私は背筋が凍るような思いがしました。

「推定同意」の国でも混乱が

ただ、本人が生前に「臓器提供しない」という意思を明示しない限り臓器提供することになると法的に定められている各国でも、この規定が完全に国民に浸透し、受け入れられているというわけではないようですし、特にこの「推定同意制度」が世界に先駆けて1970年代から実施されているフランスでさえ、まだまだ混乱があるようです。

フランスでは、最近もこのテーマで国中を巻き込む大論争がありました。交通事故で10年以上脳死状態だった男性の生命維持装置を外すか外さないかで遺族が対立し、裁判所の判決も二転三転した裁判で、2019年6月、ついにフランスの最高裁が生命維持装置を止めることを認めたのです。

この裁判では、男性の妻が夫をこのまま死なせてあげたいと望んだのに対し、男性の両親は違う意見で、脳死を死と認めなかったことから争いになりました。

臓器提供とは別の問題として、「脳死は人の死」であると定めているはずのフランスでこのような騒動が起きるのは、この問題の根深さを感じさせるものです。報道等を見る限り、行政の判断にも混乱があり、別の行政窓口が妻と両親双方の訴えをそれぞれ独立して認めてしまっていたようです。

このように、我々日本よりは数歩進んでいる欧州でも、社会全体として「脳死＝人の死」であると完全に受け入れるには至っていないのが現状ではありますが、少なくとも為政者側は「脳死は人の死」「生前に本人の意思表示がない限り臓器も提供される」という大原則での問題を整理しようとしています。過渡期には国民の間に抵抗感があったとしても、いずれは受け入れられると政治家たちは考えているからなのだと想像しています。

日本に死の定義なし

拙速は慎むべきだと思いますが、日本でもいずれ死の定義や安楽死、尊厳死の問題には答えを出していかなければならないことは確かだと私は思います。

日本では、臓器移植法によって脳死とは「脳幹を含む全脳の機能が不可逆的に停止するに至ったと判定された」状態であると定義されています。

ところが驚くべきことに、この法律や医師法なども含め、日本にはその一歩前の前提であるはずの「死とは何か」を明確に定義する法律が存在しません。呼吸停止、心停止、瞳孔散大という三つの徴候をもって人の死の診断基準とする「三徴候説」が法学、医学上の「有力な説」として昔からあり、そこに比較的最近「脳死も人の死と認める（ただしその立場を強制しない）」という説が加わっただけなのです。

以前、弁護士の先生方と飲んでいたときに私がこのことを話題にしたら、先生方は最初は「奥先生、まさかそんなことないでしょう」と信じませんでした。しかし飲みながら携帯でいろいろ調べてくれて、本当に死の厳密な法的な定義がないという結論に至った際には、著名なその先生方は唖然《あぜん》となさっていました。

法的には「死」さえ定義がないのですから、「脳死は人の死」かという判断が曖昧な整理のままに置かれてしまうのも当然といえば当然かもしれません。しかし医学が急激に進歩している今、この問題をいつまでも曖昧なままに放置しておくことはできません。

臓器移植の問題はもちろん、安楽死や尊厳死などの重要な社会課題に関して、日本はどのように進んでいくのでしょうか。

43 ＡＬＳ嘱託殺人で安楽死の議論はむしろ後退？

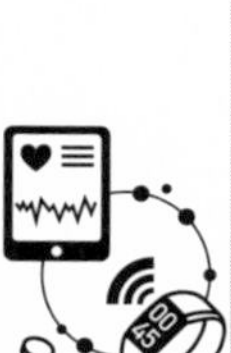

医師逮捕の衝撃

この本の仕上げをしていた２０２０年の７月に、自死願望のあるＡＬＳ患者さんの自死の幇助をした医師二人のニュースが世間を驚嘆させました。もちろん、あってはならないことです。

この事件を知ったとき、私はまず、その方が置かれたであろういたましい状況に思いを致しました。ＡＬＳは現代の医学でも完治させることができない神経難病の一つです。全身の運動機能障害が進行し、末期には呼吸筋に強度の異常を起こし、人工呼吸器に頼らないと生命を維持できなくなります。そういった状況とともに生きていくこの患者さんの日々の苦悩は推し量れません。

そして、しばらくしてもたげてきた思いは、「この事件が、安楽死議論を後退させることにならなければよいのだが」というものでした。

国民的議論を

第2章第15節に書いたように、日本では安楽死は制度化されていません。違法ということです。たとえ患者さんに頼まれても、患者さんを死に至らせてしまう投薬をすることも、また本人の自死のための必要な手助けをすることも、医師には許されていないのです。

なお、安楽死と尊厳死のそれぞれの定義や異同についてはさまざまな意見があり、まだ確定したものではないと私は理解しています。安楽死では、本人ないしその意思を代行する他者が死に至る薬物等を投与することになる一方、尊厳死は本人の意志によって延命治療を差し控え、十分な緩和ケアのもとに死を迎えるものであるとする考え方が日本国内では比較的一般的であることを指摘するにとどめます。海外と日本では定義が異なると考えられると述べている書もあります（松田純『安楽死・尊厳死の現在』中公新書、２０１８年）。これらの用語の定義については、今後、制度化の議論に伴い、深められるべきものと考えています。

用語の問題をいったん措くと、安楽死については、オランダ、スイスをはじめとする10未満の国で制度化されていますが、世界には１９０も国と地域があることから考えると、制度化されている国はまだまだ少数派です。とはいえ、医学がこれだけ進歩し、以前の常識を超えた長生きが可能になってきた現代では、この問題の議論は国家として避けて通れないものだと思います。

明確に記しておきたいのですが、日本の国民医療費が高騰し、公的保険医療財政が逼迫しつつある状況と安楽死の問題は厳然と別々に考えられるべき課題です。人の生死に関わる重大な議論をお金の問題と直接関連付けることは間違っています。

安楽死の制度化には賛成の意見も反対の意見もそれぞれに一貫した主張があります。軽々にどちらが正しいと断じることができるような問題ではありません。裏を返せば、これからの時代を見据えて制度の是非の議論をすることは必要だと思いますし、それには長い時間が必要だと思うのです。そして、私はここで、安楽死に賛成だとも反対だとも個人の意見を申し上げる所存もありません。ただ、十分な議論を望むだけです。

生の選択は常に本人に委ねられるべきだと思っています。もちろん、医師として、また、一個の人間として、どなたにも、できるだけ長く生きてほしい、生き続けてほしいという願いが常にあります。その人の年齢や、重篤な病気があるのかそうではないか、というようなことにかかわらずです。

関連して、制度一般には、「選択肢は広いほうがいい」とも思っています。国民的な議論が熟成することを前提に、安楽死を制度化するのかしないのか結論を導いていくべき時期が来ていると思うのです。

日本語が最も美しい書き手の一人として私が敬愛してやまない小説家に白石一文さんがいます。白石さんの代表作である『僕のなかの壊れていない部分』に「他人の生を生み出すということは、そのままその他人の死を生み出すことと等しい」という表現が出てきます。当たり前のことのようですが、この文章を初めて見たとき、私ははっとさせられたのです。この文章に接するまでは、死ぬことは親とは関係がない本人のことだと漠然と感じ、それ以上深く考えてみたことはなかったからです。そして、この考えの延長に理解されるべきことは、「死」そのものは親から与えられたものであっても、「死の態様」は基本的には本人が決めるものであるべき、ということです。

安楽死問題に落とす影

ＡＬＳ患者さんの不幸な死に話を戻すと、２０２０年、コロナ禍の社会不安の渦中に起こったこの事件が、安楽死議論に影を落としてしまうことを懸念しています。

事件をきっかけに議論を進めるべき、という主張ではありません。事件によって、安楽死問題の国民的議論がただ単に先延ばしされることはあってほしくない、ということです。

安楽死の問題は、何も神経難病の患者さんに限ったものではありません。むしろ、重篤で現代医療が実力不足を突き付けられているこの疾患における安楽死の問題は、安楽死全般の問題のごく一端に過ぎないのだろうと思います。

身体的、精神的、経済的……にさまざまな状態にある我々一人ひとりにとって、生と死の問題は個別に異なります。しかし、誰もが死を迎えることだけは確かなことです。生きる権利と死ぬ権利に関する慎重かつ徹底的な議論が十分に尽くされることが必要だと強く思います。

44 高額療養費は「致死的な疾患」だけカバーできれば十分

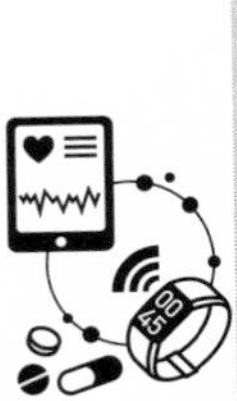

日本には、医療費の自己負担額が高額になった場合、一定の金額（自己負担限度額）を超えた分が払い戻される高額療養費制度が存在します。

高額療養費制度については、第1章でも触れたような薬の高額化や医学の進歩による医療のカバー分野の拡大などもあって、近年、大きく医療費財政を圧迫しつつあります。それぞれの治療ごとに上限を設定して、ある一定の金額以上については公的財源から支出すべきでなく、個人が負担すべきであるという専門家もいるのですが、60年近く続いてきた日本の国民皆保険の重要な特徴でもあり、議論はそうそう簡単には決着しません。

致命的な疾患への高額医療

この高額療養費制度が今後どうあるべきかについて、私はこう思っています。それは致死的な疾患、つまりその治療を受けなければ患者さんが亡くなってしまうことが確実な治療に対しては、たとえどれだけ治療費が高額になろうと、国は負担し続けるべきである、しかしその代わり、致命的でないものに関しては一定のルールに基づいて削ぎ落としてしまって構わない、というものです。

致命的でない疾患への高額医療

致死的でない高額医療については、先に述べたスイッチOTC医薬品の規制緩和をさらに進め、セルフメディケーションの対象にすることで、相当な部分はカバーできるでしょう。それではカバーできない部分については、治療を受けたいときのために貯金をするか、その代わりに広めの私的医療保険に加入するか、個々人、家庭ごとに作戦を立てることになっていくのだと思います。

なお、ここで言う高額療養費制度の対象となるのは、たとえば移植が必要な先天性疾患や重度の小児がんや、血友病、後天性免疫不全症候群（AIDS）などが該当します。また、セルフメディケーションが可能な非致死的疾患は広くたくさんありますが、アレルギー性鼻炎や五十肩（肩関節周囲炎）、高脂血症などはイメージがしやすい代表例だと思います。

45 日本は「トップ」より「二番手」でいるのが巧みなやり方

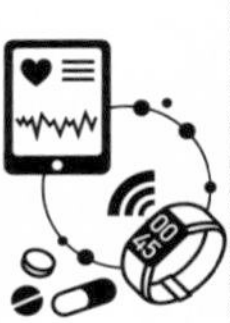

「二番手ポジション」作戦

遡ると、日本の医療は、江戸時代からずっと欧米の真似を続けてきました。古くは、１７７４年に前野良沢と杉田玄白がオランダ医学の解剖書を日本語に訳した『解体新書（ターヘル・アナトミア）』に始まり、東京大学医学部の前身である東京医学校では、ドイツから教授を招聘しドイツ医学教育を開始したのです。また、慶應義塾大学医学部も、ドイツで学んだ北里柴三郎博士を初代学部長として開設されました。

時を下り現代に入っても、その傾向は続きます。このところはずっと、医療機器に関してはヨーロッパがお手本で、医療の制度に関してはアメリカ、薬に関してはアメリカとヨーロッパの両方がお手本です。言い換えれば、この３分野のうちどの分野でも、トップランナーになることはなく、ある意味で後塵を拝し続けてきたのです。

創薬の世界では、ヒトに初めて新規薬物を投与したり、発明した機器を使用したりする試験を行うことを「ＦＩＭ（First-in-Man）試験」と呼んでいます。このＦＩＭを行うレベルの研究開発を行っているということは創薬や医療機器に関して世界の先頭を走っていることの一つの証左でもあります。医学の歴史上、このＦＩＭ試験を多く行ってきたのは欧米各国の企業です。それぞれの当局（米国ではＦＤＡ＝米国食品医薬品局、欧州ではＥＭＡ＝欧州医薬品庁）が中心になるものが大半で、日本で最初に行われた例はそれほど多く数えることができません。

ただ、トップランナーであるということは、前方から吹いてくる向かい風をすべて自分の身に受けながら走っていかなければいけないということです。ＦＩＭでも、思いもしないような副作用が出て被験者が亡くなってしまう、ということは実は頻繁に起きています。

ＦＩＭをほとんど行わない日本は、見方を変えればこうした向かい風を浴びないように欧米に先を走ってもらい、リスクを取らずに効率的にリターンだけを享受してきたとも言えるわけです。

ですから私は、日本はこの「二番手のポジション」作戦を続けていくのも悪くないと思っているのですが、日本政府はあくまで先頭走者になりたいようです。一番手になることは、お金もかかるし、リスクも背負うので、実を取る道もあると思うのですけれど。

ドラッグラグ解消へ

海外で先に承認されて使用されている新しい薬や医療機器が日本でも承認されて使えるようになるまでの時間差を「ドラッグラグ」や「デバイスラグ」と呼びます。日本はこのラグが長い国として知られていますし、国はずっとこれを解決課題として意識してきました。医師や患者さんからしても、「海外ではすでに使われている薬や医療機器があるのに、治療が受けられない」状態は好ましくない、というわけです。

厚生労働省は日本で受けられる医療レベルを真に世界的な水準にするために、ドラッグラグやデバイスラグの解消を悲願としてきました。そのために新薬や医療機器の開発から承認申請に至るまでのプロセスを、海外と日本で協力しあって同時に行う「国際共同治験」を促進しようと、三地域（米欧日）の当局間の対話を続ける一方、国内、そして欧米の製薬会社や医療機器メーカーに働きかけてきました。

しかし、この取り組みの進行は早くありません。というのは、欧米の企業からすると、日本の当局には「日本ではこうあるべき」という「お作法」が多く、日本を「仲間」に入れると結局、開発にも承認申請にも時間がかかってしまうことがあり、場合によっては敬遠されてしまうこともあるのです。

こうした中、２０１５年に厚生労働省は、世界に先駆けて日本で申請される革新的な医薬品や医療機器に対し、医薬品医療機器総合機構（ＰＭＤＡ）の承認審査で優遇する「先駆け審査指定制度」をスタートさせました。

塩野義製薬が２０１８年に発売した、インフルエンザの新薬「ゾフルーザ」は、この制度を利用して承認申請されました。１回の投与で１日以内に症状を抑える効果がある画期的な薬ですが、通常なら12ヵ月かかる審査期間が４ヵ月弱まで短縮されています。

46 外国人観光客への医療提供、本気で考えてもいいのでは？

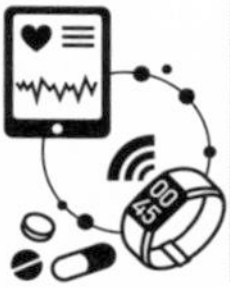

拡大する医療ツーリズム

人間ドックにはじまり、美容整形手術、臓器移植や難しいがんの手術など、他国の先進的な医療を受けるために渡航することを「医療ツーリズム」と言います。２００８年には医療ツーリズムを目的に渡航した外国人の総数が全世界で６００万人と推定され、急速な拡大傾向を示しています。

そのような流れを受け、経済産業省を中心として、日本でもこの医療ツーリズムを産業化する動きが起こりました。翌2009年には医療機関9施設に外国人顧客を24人受け入れて健診、人間ドックを受けてもらう「調査事業」が行われました。また、2019年11月には、外務省が医療ツーリズムの促進を目指して医療滞在ビザの発給条件を緩和しています。

質の高さは重要な資源

日本医師会は、医療ツーリズムには一貫して反対し続けています。「混合診療（公的な医療保険による保険診療と保険がきかない未承認の薬や治療法を用いる自由診療を併用すること。日本の保険制度では原則禁止されています）の全面解禁につながる」「国民皆保険制度の崩壊につながる」「地域医療が崩壊する恐れがある」といった理由だとのことです。

日本人に対する医療の確保を重視する日本医師会の志は理解しますが、医療ツーリズムは、ビジネスとして大きな可能性があると私自身は感じています。医療の質の高さは日本の重要な資源であり、世界に誇れるものであることを考えると、これを国力の底上げのために活用しないのはもったいないと思うのです。

一般に日本人は外国人と較べて手先が器用と言われていますし、日本人の外科医は欧米の外科医と比較しても手術は上手だと考えられています。また、「おもてなし」の国ニッポンの看護やその他の病院スタッフのキメの細かい豊かなホスピタリティは世界に誇れる質であると思います。

インセンティブもリソースもない

ただ、医療ツーリズムについては、医師や医療機関も、またこれに関わる民間事業者にも、ビジネスとしての「覚悟」がまだ十分に醸成されておらず、今はまだ一部の官僚や政治家が構想すれども空回りしている様子を感じます。環境整備が間に合っていない現状で大きく踏み出すことはリスクが大きいと思われます。

欧米、あるいはシンガポールやタイ、韓国など、医療ツーリズムを国策として取り入れている国々では、有能な医師に対して、手術をこなすごとに十分なインセンティブを発生させるのが普通です。このようなインセンティブは海外からの医療ツーリズムに限ったものではないのですが、ともかくそういう環境では、医師の収入は手術件数などの診療実績に連動して高収入が期待できます。

ところが日本の病院の場合、医師たちの給与体系が他国と全く違っています。名医や最先端の設備を揃えた病院、つまり医療ツーリズムを行う際に対象となるような大病院でも、医師たちの収入は開業医の平均年収よりかなり見劣りのする年1000万〜2000万円程度に設定されていることが多く、また、手術を何件こなそうと賃金には反映されないのです。

手術などの診療行為の数をこなすことに経済的なインセンティブがない状態のままで大病院の医師を医療ツーリズムの担い手になるように無理強いしたところで、動機の部分でミスマッチが生じてしまうのは火を見るより明らかです。つまり、前提となる給与体系や雇用のあり方が異なることが、すぐに医療ツーリズムが成功できないと見られる要因なのです。

彼らが所属する国内トップクラスの医療機関に、医療ツーリズムのビジネスに回せるだけのリソースが本当にあるのかも疑問です。これらの病院が仮に年間5000件の手術を行っているとして、その中の50件程度を中国やシンガポールの富裕層専門の枠として確保するくらいなら現状でもできるかもしれませんが、その程度で医療ツーリズムに期待されている規模の外貨を稼ぐのは不可能ですし、だからといってそれ以上の枠を外国人向けに割くようになったら、日本人向けの医療が破綻してしまいます。

一流は外国人向けに

私個人は、医療ツーリズムを仮に本気で検討するのであれば、いっそのこと割り切るのが一つの手ではあろうと思います。つまり、国内トップクラスの病院で仮に年間５０００例の手術を行っているのであれば、その枠をすべて医療ツーリズムでやってくる外国人富裕層向けに割り振ってしまい、日本人の手術はそれ以外の層の病院で行えばよいという考え方です。

というのは、日本人が日本国内で、保険診療の範囲で治療を受ける場合、トップクラスの病院に所属する名医の治療を受けるのと、それ以外の病院で治療を受けるのと、治療費は原則的に同一です。日本人が受ける場合は一流と二流が同じ金額でも、外国人向けであれば一流のほうは高く売れるということなら、一流は外国人向けに回して、外貨の稼ぎ役になってもらうという考え方だって成り立つのではないでしょうか。

念のために付け加えると、日本人でも、一流の施術を受けたければ、公的医療保険で受診するのではなく、医療ツーリズムを受ける外国人と同じように、別段の料金を払って受けられるようにしておけばよいのです。

読者の中には、こういった考え方はあまりにもビジネスライクで受け入れがたいと思う方もいらっしゃるかもしれません。しかし医療ツーリズムを国策として行っているシンガポールや韓国の病院には、こうした姿勢に徹しているところが現実にたくさんあります。

ライバルがそういう態勢のときに、日本がかたちだけ医療ツーリズムを標榜したところで、日本における最高の医療を提供できないのであれば、外国人はわざわざ日本に来てはくれません。日本が他国と競り合って本気で医療ツーリズムを産業化したいのであれば、中途半端なことを言っていても仕方ないと思うのです。医療と食べ物を一緒にしては叱られるかもしれませんが、最高級の料理と普通の料理が同じ値段では、高級店はやっていられません。

もし、こういった考え方は国民にとって受け入れられないということであれば、今のような中途半端な医療ツーリズムビジネスの追求はやめてしまうしかないと思います。

47 女性医師の活躍を阻む病院の問題

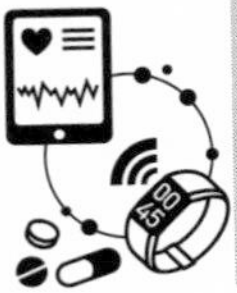

女性医師のキャリアが途切れてしまう理由

２０１８年には東京医科大学など複数の大学で、入学試験で女子受験者や多浪生だけを一律に減点していた不正が発覚し大きな批判を浴びました。これに関して当時、医師たちの間からは「女性医師は育てても辞めてしまうから……」といった言い訳めいた声も出ましたが、これは一面だけを捉えれば真実です。

せっかく長い期間を勉強に費やして医学部を出て、本人の気持ちとしては医療に貢献を続けたいのに、一方で、結婚や出産のタイミングなどの私的なキャリアとの両立に苦労している女性医師は少なくありません。しかし、これは本来は男性医師、女性医師という違いによって働きやすさが違っている現在の病院のあり方に一義的な問題があるのは間違いのないところです。

女性医師は男性医師に比べて眼科や皮膚科などの特定の科に希望者が多く、すべての科に必要な数の医師を供給したいと思う厚生労働省や病院側にとっても、悩ましい問題とされます。しかしこれも、前述のように医師としてのキャリアと個人としてのキャリアの両立が容易なところを選んでいる結果だとすれば、本人を責めるのはお門違いと言わざるをえないものです。

確かに、医師として大事な経験を積むことができる時期に子育てを優先せざるをえない時期があったりすることは、組織にとっても個人にとっても悲しむべきことだと思います。「女性医師はちょっと……。体力的に無理も利く男性により多く医師になってもらいたい」

というのが医学部の教授たちの本音だとすれば、問題解決の責任放棄とさえ言えます。

このような現実に対して、他の業種同様、医者の世界も女性が結婚後も活躍しやすく、子育てと両立しやすい環境づくりをしていかなければいけない、今はそれが理想論、綺麗ごとに聞こえるかもしれないけれど、それは現状のほうが問題なのだ、という認識がもっと広がり、議論が深まることを願っています。

女性のほうが向いている

ところで、そもそも基本的に、医師という仕事は男性より女性に向いていると私は思っています。たとえば患者さんに対して丁寧で行き届いたコミュニケーションができるかどうかという部分では、女性のほうが上だと感じます。もちろん、そうした能力に秀でた男性もいますが、仮に平均点を出せれば女性のほうが高くなるでしょう。

2002年にジョンズ・ホプキンス大学公衆衛生大学院の研究チームが発表した医師のコミュニケーション方法に関する分析を見ると、女性医師が患者の話を聞く時間は、男性医師よりも平均2分ほど長いのです。

また、男性医師は診療の本線の会話を脱線させたくないあまりに患者の話を遮ってしまうことが多く、患者の話に口を挟んで遮るまでの時間は、女性医師の場合は平均3分、男性医師の場合は平均47秒という研究もあります。

さらに、2016年のハーバード大学の報告は非常に興味深いものです。同大学がメディケア（高齢者向け医療保険制度）を受けている患者150万人を調べたところ、女性医師の治療を受けた患者は、男性医師に治療を受けた患者よりも30日以内の死亡率が低く、再入院率も低かったというのです。死亡率の差は約0・5％と僅かなのですが、これを人数に換算すると3万2000人死者が少なかったことになるとレポートは記しています。

このような点に加え、医師という職業は患者さんの身体に触れることが本来的に避けられない職業でもあり、その点で女性医師に診てもらいたいという女性患者のニーズは非常に高いものがあります。一方で、男性医師にしか診てもらいたくない患者さんには、男性、女性ともに何度か会ったことがありますが、数としては多くありません。ジェンダー（性）の問題は単純ではなく、ここに書いたような諸点も時代とともに変化してくるのだと思います。しかし、少なくとも今のところは、女性医師や医療職が男性よりも有利な点は多々あるのです。

ましてやＡＩ時代に、大半の医師の中で、「患者さんに寄り添う」ことが極めて重要なスキルになってくることは本書ですでに予測した通りです。そうなれば女性医師の需要がますます高まることは間違いないと思われます。今後、男女それぞれの特性を活かして活躍できる環境が整っていくことを願っています。

48 医学部過剰人気は日本の知的リソースの壮大な無駄遣い

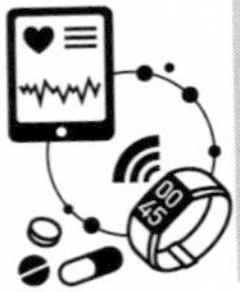

医師の仕事は充実しているか

本書の第2章でも触れましたが、現在、医学部の人気は過剰に高いものがあります。その人気を支えているのは、「高収入」「社会的地位が高い」「手に職がある」「食いっぱぐれがない」という医師という、仕事が持つポジティブなイメージの数々でしょう。

ただそうしたイメージを抱いたまま医師という職業に就いてみると、少なからずギャップを感じることもあるはずです。この仕事は、実際にやってみると思いのほか単純労働が多く、日々の業務の中で知的な好奇心を刺激される場面というのがそうそう多いわけではありません。

そして、多くの処置やカルテ記載、レポート作成等の作業を長時間こなし、身体が疲れていく中で、患者さんの病状の悪化や急変など、突如として、極めて慎重を要する行為が紛れ込んでくるなど、過酷という言葉以外に適切な表現が見つからないような状況も少なくありません。

10年ほど悪戦苦闘した後に私が臨床の現場から離れたのも、まさにそこの辺りに解決できない気持ちのずれのようなものを感じたからです。

また、山中伸弥教授や本庶佑教授のように研究費も潤沢な先端的な研究に従事できる人や、ＡＩの医療への活用法を構想する人、あるいは最近の流行でもある医療ベンチャーを立ち上げる人……といったある意味突き抜けたレベルまで達することができれば話はまた別なのですが、ごく普通の勤務医や開業医にとっては、学生時代に得意だった数学や物理のセンスを活かせる場面は案外多くなく、一部の人は物足りなく感じてしまう面もある仕事でもあります。

ただその一方で現在の大学入試において、医学部、特に国立の医学部が日本の大学入試における最難関に位置付けられ、知的能力の高い全国の高校生、浪人生の理系の成績上位者の超上位層のうち半分以上が医学部に進学する傾向がかなり長く続いている状況です。これはいくらなんでも不健全な偏りだと感じるのです。私はこのことが、日本という国にとって大きな不幸だと思っています。

成績上位者が医学部を選ぶのは……

このような偏りがなぜできてしまうのかというと、日本における研究者や大学教授の地位や待遇が一般に劣悪であることが一つの理由として影響していると思われます。

日米の有名大学の学長の報酬を比較してみると、アメリカではニューヨーク大学やペンシルバニア大学、イェール大学などの学長報酬が基本給だけで軒並み１００万ドルを超えています。アメリカの大学の場合、この基本報酬とは別に、大学の収益に貢献したかどうかを基準にして成果給も加算されます。それに対して日本は東京大学、京都大学などの学長でも年２０００万円程度の報酬しかもらっていません。

給料以上に問題なのが、教授個々に割り当てられる研究活動費が貧相なことです。私は２００９年から２０１２年に福島県の県立大学（公立大学法人）に教授として３年間勤めていましたが、研究費は、個々の教授が努力して文部科学研究費などの競争的研究費や企業からの受託研究などで引っ張ってくる分を除けば、年間でわずか90万円でした。これが准教授、講師の場合さらに下がって60万円、40万円です。

その90万円でまともな研究をすることはどうにも困難でした。なにしろ東京で開かれる学術会議に福島から参加するために一度往復するだけで3万円はかかります。また、海外へ行くとなれば、最低でも20万円はかかります。研究設備や書籍等、買う必要があるものはたくさんあるのに、学会に参加するだけで赤字になってしまいます。

こうした状況で、高い知的能力を持つ人たちが日本で学究生活を送ろうとしても、将来の華々しいビジョンがなかなか描けないのは当然であろうと思います。

医学以外の他の分野に目を向けてみても、もう一度学生になれるなら勉強してみたいものはたくさんあります。そして、このIT全盛時代ですから、コンピューター科学を学ぶことも多くの優秀な若者が考える選択の一つだと思います。

仮に、もし将来は医療に貢献したい、という発想からスタートするとしても、医学部に進学するだけでなく、別の学問領域——たとえばコンピューター科学にせよ、数学にせよ、薬学にせよ（列挙するときりがありませんが）——のいずれかを極めて、そこから医学の発達に貢献する道はもちろんたくさんあります。

それにもかかわらず、理系の成績上位者が「右に倣《なら》え」で医学部を選んでしまっているのは、医師以外の仕事の魅力があまり明らかに見えなくなってしまった結果、医師になることがあくまで相対的に恵まれて見えたという面もあると思うのです。

しかしそれは日本の知的リソースの、壮大な無駄遣いなのです。

第6章　これが医療の世界標準

- ☑ 日本流「おもてなし」クラウドで世界へ
- ☑ 個人の医療情報は社会の共有財産
- ☑ イギリスは近未来の日本のモデル？
- ☑ エストニア、イスラエル……台頭する意外な新興国
- ☑ 医療ビジネスのスキームはアメリカで作られる

49 医療ビジネスのスキームはアメリカで作られる

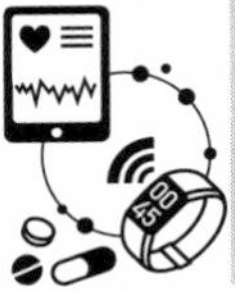

患者会すらビジネスに

第5章でも少し言及しましたが、医療を成立させ、発展させるための仕組み（スキーム）づくりの巧《たく》みさという点でアメリカに勝る国はありません。

たとえば第3章で説明した「ディジーズ・マネジメント」は、患者や患者予備群の集団に民間の保険会社主導で働きかけ、病気の予防支援サービスを行うことで保険会社も収益を上げるというものですが、このような仕組みが生まれたのも、政府が民間の事業になるべく干渉するまいとするアメリカならではのことと思います。

難病や依存症の病歴のある人たちが集まって自分たちの体験を語り合ったり、情報交換を行ったりする「患者会」すらも、アメリカにかかると巧妙なビジネスになってしまいます。

その代表例が、２００５年にサービスを開始した「PatientsLikeMe（ペーシェンツ・ライク・ミー＝私のような患者たち）」というＳＮＳ（ソーシャルネットワーキングサービス）です。

このサイトにユーザー登録しているのは主に難病（ＡＬＳ、パーキンソン病、うつ病、ＨＩ

V、慢性疲労症候群など）を抱える患者さん本人やその家族たちで、彼らは自分の情報（性別、年代や、症状や服用している薬、検査値など）を入力することで同じ疾患を持つ人とつながって情報交換をしたり、病状の管理に活用したりします。一方でサイト側は、参加者が記入したデータを集積し、匿名化して製薬会社に販売するというのがビジネスモデルです。

同サービスには75万人を超えるユーザーが登録しており、２００７年には、月刊経済誌『Business 2.0 Magazine』による「世界を変える15社」に運営企業が選出されています。

このほか、２００８年にスタートした「Cure Together（キュア・トゥゲザー＝一緒に治そう）」というサイトも広く知られており、こちらはダイエットや腰痛などの日常的な健康課題について、「PatientsLikeMe」と同様の手法でユーザーを集めデータを集積、販売するサイトです。現在、１２２ヵ国１万５０００人のユーザーが登録しているとされています。

日本では難しい

これらのサービスは、サイト運営者とユーザー、製薬会社の3者がいずれもwin-winの関係になれるだけでなく、医療の発展にも確実に貢献しているという点で素晴らしいスキームだと思うのですが、残念ながら、日本で似たようなサービスを作ろうとしても難しいかもしれません。

仮に日本で同じようなことをやろうとすると、個人情報を企業に販売することへの抵抗感を誰かが強く訴え、せいぜいユーザーの登録情報に応じた製薬会社や医療機器メーカーの広告が表示されるだけのサイトになってしまう可能性もあります。

「PatientsLikeMe」や「Cure Together」のような「患者会ビジネス」や、あるいはディジーズ・マネジメントにしても、ユーザーである患者さんを個人ではなく集合体とみなすドライな視点があるからこそ、結果的に皆が得をしているのです。しかし、このようにものごとを実際的に見ようとするアメリカ型の考え方は、日本ではまだ浸透しきっていないのかもしれません。

50 主要3分野で目立つ意外な新興国の台頭

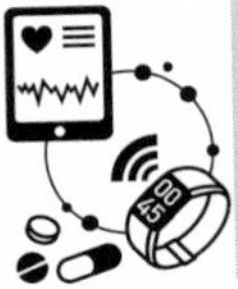

製薬メジャーのやり方

創薬の分野でも、アメリカはヨーロッパの主要各国と並んで世界をリードし続けています。ただこれは「PatientsLikeMe」のようなスキームを個人の発想力で立ち上げるのとは対照的に、ファイザーやメルク、J&Jなど、アメリカの代表的な製薬企業が莫大な資金力を持っているからです。

創薬は基礎研究から始めて、動物実験などで有効性と安全性を試す非臨床試験、ヒトを対象とする臨床試験（治験）、承認申請と進んでいくのですが、この各工程ごとに数年を要する新薬開発のプロセスでは、一つのプロジェクトに10年以上の時間と数百億円の費用がかかるのが普通です。

スイスのロシュやノバルティス、英国のGSKやアストラゼネカ、フランスのサノフィなど欧州の製薬会社にしても、資金力にモノを言わせて世界の創薬分野における主導的な地位を維持していることは米国企業と同様です。

「製薬メジャー」と呼ばれる世界的な製薬企業の場合、端的に言うと、成功確率が5％程度と見込まれるプロジェクトを20個同時並行で進め、「この中の一つが成功すればいい」くらいの鷹揚さでビジネスができます。

このような大胆なやり方は、今の日本の製薬会社の体力では到底真似できません。

エストニアの医療情報管理

とはいえ近年、創薬、医療機器、ビジネススキームという医療の主要3分野で、昭和生まれの日本人からすれば意外な国の名前を見聞きすることが増えてきました。

中国……はすでに世界2位の経済大国なのでさすがに驚きはないかもしれませんが、そのほかにもインドやイスラエル、そしてバルト三国の一つエストニアなどの国々の存在感が俄然高まっているのです。

ほとんどの人にとっては「エストニアってどこにあるの？」というイメージかもしれませんが、1991年に旧ソ連から独立してすぐにITによる立国を推し進め、インターネット通話サービスの先駆けであるスカイプを生み出し、2008年からはNATO（北大西洋条約機構）のサイバーテロ防衛機関の本部がある……というIT大国でもあります。

エストニアの首都タリンに本社を置くGuardtime社は、暗号通貨にも使われているブロックチェーンの技術研究をビットコイン誕生以前から行っています。現在この技術は、エストニア政府により、国民の医療情報の管理に使われています。ブロックチェーンはまだ確立しているとは言えない技術ですが、医療への積極的な応用には、エストニアが重要な役を担っています。

エストニア国民は全員IDを付与されていて、医療情報を含む全個人情報が番号に紐付けされて管理されています。日本にはまだタリンこの仕組みの恩恵で、エストニアの医師は、患者さんから聞かずともその人の病歴や薬の服用歴に応じた適切な診察を行うことができるわけです。当然ながらこの情報はすべて暗号化されており、医師であろうと診察に必要ない情報にはアクセスできません。

イスラエルの医療ベンチャー

イスラエルもまた、2万2000平方キロメートルという日本の四国ほどの面積の国土に、大阪府と同程度の人口の884万人が住む小国です。そして同国の場合、周辺を政治的、宗教的に対立する国々に取り囲まれているという複雑な状況を抱えてもいます。

それゆえにイスラエルは、国の歳出全体の11％に相当する約160億ドル（2018年）を軍事費に費やしているのですが、同国の場合はその軍事費で開発した最先端技術を、さまざまなかたちで民間転用し、欧米や日本への輸出品とするルートが確立されていることに特色があります。

イスラエルでは18歳以上のすべての国民（男性、女性とも）に兵役を課し、その中でも優秀な理工系の学生は、「8200部隊」と呼ばれる軍の研究開発部門に配属され、最先端の軍事技術の開発を行うことになっています。この8200部隊の出身者の多くが退役後にＡＩやサイバーセキュリティなどのハイテク分野で起業していて、その中には画期的な医療ベンチャーも多数含まれるのです。

このようにして開発された、イスラエル発の医療技術の代表例には、CollPlant社が開発した臓器の３Ｄプリンティング技術や、HeraMED社による妊娠を遠隔モニタリングする技術などがあります。

こうした軍事技術の民生品への転用例はアメリカにも先例があります。たとえば、米国インテュイティブサージカル社が開発した手術用ロボット「ダビンチ」です。２０００年に慶應義塾大学病院に初めて導入されて以来、日本でも腹部や胸部の内視鏡下手術に使用されているものですが、元々は１９８０年代末にアメリカ陸軍が戦場の負傷者に対して遠隔操作で手術を行うために開発した技術を民間ビジネスに転用したものでした。

エストニアにせよイスラエルにせよ、それぞれの国で事情は異なれど、限られたリソースを政府が覚悟を持ってある特定分野に集中し、国としての方向性を割り切っているのは同じです。ベトナムやインドネシアなど、近年目覚ましい経済発展を遂げつつあるアジアの国々も基本的には同じことをやっています。

日本は退潮局面

本当ならば日本もこうした国々を見習うことで生き残りを図るべきなのでしょうが、価値観が多様すぎるせいなのか、あるいはふた昔以上前に経済大国として鳴らした頃の成功体験がいまだ尾を引いて根拠のない楽観に浸っているためなのか、「官民挙げて生き残りを目指す」という気運にはどうも乏しいところがあります。

ただ、その間も日本の国力は現実に急降下を続けています。多くの国民は「GDPで中国に抜かれたとはいっても、日本はまだ世界3位の経済大国だ」と思っていて実感が湧かないのかもしれませんが、GDPを「国民一人当たり」の数値で比較し直すと、日本は1988年の2位から2018年に26位に転落しています。かなり違った風景が見えてくるのです。

さらに、同じ指標をアジア各国の中で比較しても、日本はマカオ、シンガポール、香港にいつの間にか抜かれて4位となっていて、韓国、台湾あたりに抜かれるのはもはや時間の問題だと考えられます。

また、悲しいことではありますが、日本の科学研究が失速していることは、多くの指標が客観的にも証明しています。

各国の科学技術力の分析を行っている全米科学財団が発表した2018年の報告書によると、2014年に世界3位だった日本の論文数は、2016年には6位に後退。しかも主要国で唯一、論文の総数が減少（1・3%減）しました。
研究の質を示す被引用件数（サイテーション・インデックス）が多い学術論文数の国別順位でも、日本は10年前の4位から9位に後退したことが指摘されています（文部科学省『科学技術白書』2018年版）。

必要なのは「割り切り」と「鈍感力」

そうした実情を踏まえた上で改めて考えると、「日本はどうすればアメリカに勝てるか？」「フランスやドイツならば勝てるか？」といった議論はまずテーマの設定からして無理があると言わざるをえません。一度冷静なスタンスに立ち戻り、「日本はもはや大国ではない」という前提からスタートしないと、どの方向に進んでも国の進むべき方向性を誤ってしまうことになるでしょう。

大国でなくなった日本が生き残るには、限られたリソースを戦略的に、有効活用する方法を考えていくしかありません。その限られたリソースがAIなのか、あるいは医療ツーリズムを含めた観光、インバウンド・ビジネスなのかはわかりません。ただ、いずれにしても今の日本に必要なのは、ある一点をめがけて集中突破をする覚悟と、その際に生じる弊害はある程度無視する「割り切り」「鈍感力」であろうと私は思います。

51 イギリスの医療制度は近未来の日本のモデル？

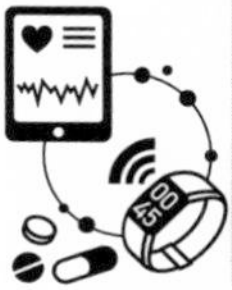

ＮＨＳの仕組み

世界各国から日本に入ってくる新型コロナウイルス関連報道では、イギリスの国営の医療サービスであるＮＨＳ（National Health Service＝国民保健サービス）の日本における知名度が上がるというできごとがありました。

同国では２０２０年4月にボリス・ジョンソン首相が新型コロナに感染し、一時は集中治療室（ＩＣＵ）で治療を受けるなど死の淵を彷徨《さまよ》うことになりました。無事回復し、退院した際のコメントで、「ＮＨＳと国民が私の命を救ってくれた」と首相が感謝の言葉を述べたことが報じられています。

ＮＨＳのおかげで、英国民および英国に6ヵ月以上滞在する人は原則的に医療を無料で受けることができます。ただ、何でもかんでも保険医療で行える感じの日本の国民皆保険制度とは異なっていて、ＮＨＳがカバーしてくれるのは、緊急性や必要度などを考慮に入れたもので、ある意味では最小限の医療サービスと見ることもできます。

ＮＨＳのシステムでは、治療の緊急性をまず総合診療医（ＧＰ）が判断し、その結果によって、必要性が高い患者さんから優先される待ち行列に並ぶことになります。そのため、抱えている健康課題の種類によっては、結果的に待ち時間が非常に長かったりすることもあります。

イギリスに住む人にとって、ＮＨＳのサービスは非常に大切なものです。２０１９年に行われた総選挙では、その2年前の国民投票で決まったＥＵ離脱の方向性の継続如何が重要な争点でした。ＥＵに加盟した状態だと、国家財政からＥＵにお金が流れ、その分ＮＨＳのサービスが手薄になるのではないか、という懸念が社会を揺るがせるということもありました。

ＮＨＳのサービスでは、治療を受けなければ即座に命にかかわるような疾患の治療は優先して対処してもらえますが、単に生活の質（ＱＯＬ）を高めるための治療は、後回しにされてしまいます。その上、ＮＨＳに加入している医療機関で受けたとしても、眼科や歯科などの治療を受ける場合は自己負担分があります。ＮＨＳでは無料が大原則なので、通常は日本のような「3割は自己負担」という仕組みではないのです。

また、薬は日本の院外処方と同じように、医師から受け取った処方箋により調剤薬局で別途購入する必要があります。ＮＨＳを使用して買える処方薬は、内容や量、また錠剤や塗り薬などの剤形の違いなどにも関係なく、一律の値段に決まっています。2020年現在、この値段は薬1種類につき9・15ポンド（日本円にして約1230円）です。安価な薬の場合、NHSを通じた処方を受けるよりも、ドラッグストアで市販薬を買ったほうが安くつくこともあるのです。

なお、英国の調剤薬局は、日本の場合よりも明確に病院の役割の一部を担っています。熱や咳、鼻水などの軽微な症状なら、薬局で相談して薬をもらうことは日本よりも一般的です。

「フリーアクセス」という、いつでもいきなり医療機関にかかることができる日本の保険制度については第5章で述べました。これに対して、イギリスの場合もアメリカと同様にGPがゲートキープの役目を果たします。日本のようなフリーアクセス制度ではないので、どのような症状でも、また、ある病気だと本人にはすでにわかっていたとしても、まずはあらかじめ登録してあるGPの診断を受けなければ専門医にかかれないのです。

NHSの仕組みでGPの診療を予約する場合、2、3週間待たされるのは当たり前です。救急の場合は予約なしで受診できますが、もともと救急を受け入れる総合病院は日本の救急のイメージとはかなり異なる少なさでもあり、なんとか救急車で病院に到着しても数時間待たされたりすることはごく普通に起こります。

	社会保険モデル				完全市場モデル	
国	イギリス	日本	フランス	ドイツ	アメリカ	
財源	税金	保険料＋税金	保険料＋税金	保険料	民間保険	
保険者	NHS	健保組合、市区町村	疾病金庫	疾病金庫	各保険会社	
被保険者	住民全員	住民全員	住民全員	高所得者以外の住民	加入者のみ	
自己負担	なし	1〜3割	入院：2割 外来：3割	入院：10€/1日 外来：無料	さまざま	
利用できる医療機関 診療所	登録GPのみ	自由	原則的に登録GPだが、それ以外も受けられる	原則的に登録GP	保険会社の規定による	登録GP
利用できる医療機関 病院	GPからの紹介			GPからの紹介		GPからの紹介
備考	PMI、HCPあり		緩やかなGP制度Mutuelle（任意保険）低所得者基礎保険CMUあり	高所得者は民間保険	メディケイド、メディケアあり	

医療保険制度の各国比較

（『欧州医療制度改革から何を学ぶか』（松田晋哉、勁草書房、2018）をもとに作成。国ごとに制度は異なるが、ここでは本文と共通してGPという語を使用している）

２０１９年10月には、救急車で病院に到着してから4時間以内に診察を受けることができた患者さんの割合が83・6％と、２００４年の調査開始以来の最低記録を更新してしまいました。

富裕層向け民間医療保険

このように、ＮＨＳは日本の「フリーアクセス＋皆保険制度」と比べると使い勝手が少し異なります。そのため、比較的所得の高い人や大手企業に勤めている人など、経済的に余裕がある人の中には、ＮＨＳに加えて、ＰＭＩ（Private Medical Insurance）と呼ばれる民間の医療保険にも加入し、快適に医療機関を受けられるようにしている人も多くいます。このPMIを用いれば、NHSの場合と違って予約はすぐに取れますし、ゆったりした綺麗な設備で行き届いた快適な医療サービスを受けることができるのです。PMIの加入者数は人口の5・9％（2008年時点）に上ります。

PMIはこのように快適なサービスを提供してくれますが、歯科や眼科などでかかった治療費は対象になっていません。そこで、さらにもう一つ、HCP（Health Cash Plan）というまた別の民間医療保険に加入している人もいます。そうすれば、歯科、眼科などの治療もPMIと同様に受けられるということで、HCPの加入者数は、人口の4・7％（2008年時点）に上ります。

NHSが日本の保険制度より優れているところ

先にも述べたように、日本でも、財政上の理由から、国が運営する医療保険は遠からず致命的な疾患しか対象にできなくなると予想されます。そうした意味では、まず緊急度、重要度の高い医療を確保し、それ以外の医療については民間の医療保険で補うというイギリスのNHSの仕組みは日本の近未来像に最も近いモデルだと思われます。ブレア政権のもとでかなり改革し、長い赤字体質から脱却も遂げています。今のうちに研究を深めておきたいと思うのです。

このようなＮＨＳですが、日本の国民皆保険制度と比較した場合に、現時点でも優れている面があります。

その一つが、もともと、ＮＨＳがテクノロジーに基づいた新たな仕組みを取り入れる傾向があることです。

かつて、利用者が自己診断するためのウェブベースのツールを提供し始めたのは、世界的にもＮＨＳが最も早かったことは広く知られています。最近では、このウェブベースの自動診断ツールが一歩進み、ＡＩを搭載したチャットボットに症状を伝えると診断を行ってくれるスマートフォンアプリが提供されています。

これを開発したのはロンドンに本社を置くBabylon Health社で、ＮＨＳは同社のアプリにお墨付きを与えています。その恩恵もあり、２０１９年時点で約25万人が活用しているということです。様子を見るべきか、ＧＰの診断を仰ぐべきかなど、患者の取るべき次の行動を教えてくれるのです。

こういうサービスを便利に利用できるのも、ＮＨＳが技術志向を貫いてきているからだと思われます。また、こういった人を介さないツールは、開発のきっかけは先ほど述べた「長すぎる待ち時間」解消策でもあったのでしょうが、結果的に新型コロナウイルスの流行拡大時に大活躍することになりました。

ＮＨＳ加入者がチャットボットを通じていくつかの質問に回答するだけで新型コロナ感染の疑いが強いか否かが自動的に判定されます。この情報をもとに、感染の疑いを持った人本人が、家にいるべきか、救急車を呼ぶべきかなど、次に取るべき行動を教えてくれるのです。

このように、新しいテクノロジーをうまく取り入れるという点で、ＮＨＳは日本の医療制度より三歩先に進んでいます。日本も大いに見習うべき点があると思います。

52 「医療情報は共有財産」が世界のスタンダード

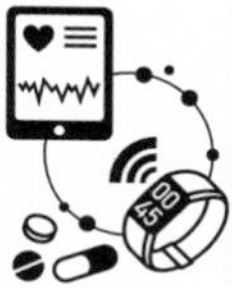

医療情報の共有・活用がトレンド

先ほど紹介した「PatientsLikeMe」などがまさにそうしているように、集団の医療情報には社会の共有財産として大きな価値があります。世界的なトレンドは、医療情報の活用に向かっています。すなわち、医療情報が個人のプライバシーに密接にかかわる存在であり、プライバシーが優先されるべきことを前提としつつも、社会の共有財産としての医療情報の価値を最大化し、医療の発展に役立てようとしているのです。

日本の制度の反省でもありますが、医療情報の個人情報たる側面だけを偏って重んじると公共の利益に背くこともあり、そこには妥当なバランスというものが存在するのだ、と私は考えています。

個人の権利は侵害されるか

各国の新型コロナ対策でも、行動履歴や他人との接触歴など、プライバシー情報の収集、分析、公開と公衆衛生のバランスをどう取るべきかが一つの論点になりました。

当然ですが、医療情報に関して「プライバシー情報を収集」といっても、ある特定の個人の生活や思想信条のすべてを丸裸にしようというものでは全くありません。医療情報で必要とされるのは、日本国民なら日本国民という一つの巨大な集団を「茨城県在住者」や「40代男性」などの属性で区切ったときに見えてくる血圧や心拍数なり、血糖値や尿酸値などの生化学データなり、がんの腫瘍マーカーの値なりの傾向に関する集団のデータでしかないからです。

と改めて思い至るのが、日本人の特徴は、石橋を叩いて渡る慎重さと、「おもてなし」レベルの仕上げの才能であるということです。

前に紹介したアメリカの「PatientsLikeMe」も患者の医療情報を取り扱うビジネスですが、創業者がサービス開始のゴーサインを出したのは、完璧なセキュリティを構築できたから、という理由ではなく、それよりも「早い者勝ちの重要なビジネスだから、とにかく始めることを優先しよう」という英断ができたからだったのではないかと思います。

極論すれば、例外的な困った事態に対しては、それが実際に起こってから、個別に現実的な対応をするのが経済的合理性の見地からは当然なのです。

「この例外が起きたらどうする?」「もし急に嵐が吹き荒れたら?」……日本では典型的なこの種の慎重さは、時として、ことさらに不測の事態を案じ、妄想とも言える例外に怯《おび》え、結局何も始めないうちに諦めてしまう……ということにつながります。

慎重なことはよいことでも、天が落ちてくることばかり考えていると前に進みません。そこから一歩踏み出し、お家芸である「おもてなし」レベルまで、細部に配慮した設計や運営を作り上げていけばいい。その美点を前面に出すことにより、クラウドの世界競争では、クモなく突き抜けていけると信じるのです。

おわりに

人類は常に前に進んできました。

進歩の過程で、幾度も、傲慢に対する自然のしっぺ返しを受けました。仲間割れして無為な流血を起こし、立ち止まることを余儀なくされました。そのたびに、問題を克服し、再び立ち上がり、さらに前へと進んできたのです。

そういう人類のまとまった大きな成果の一つが「医学」です。

医学とはある意味で非常に特殊な科学です。対象が自分自身であるから。数学も物理学も化学も天文学も……、すべては非自己を対象に持ち、その客体を極める。医学は自分自身を対象として、有史以来、飽かず研究を続けてきました。20世紀に次第にギアを上げ、21世紀にはトップギアに達した。周辺の科学の進歩を巧みに取り入れて。

医学という「自分学」において我々は、今や、身体部分をほぼ攻略し、より内なる部分に挑んでいる。

そのタイミングであるからこそ現れた新型コロナウイルス。

一個の病原体であり、同時に、情報災禍たる両価性を帯びた難敵。未知なる敵との争いは、内なる敵との自己闘争でもありました。

後世に振り返ると、この戦いは、自分学の完成への変曲点なのでしょう。


未来を想像することは楽しい。しかし、知ってしまうことには楽しくない面もあるのです。期待したほど大したことなかったり、余計な心配が増えたり。

でも、いっそ中途半端にではなく、詳しく知ることは佳いかもしれない。全体を見渡せて初めて見えてくるものがある。

そう信じて綴った53の掌論です。

読み了えて、今、皆さんは、何を感じているのでしょうか。

人類自身の力を信じ、この先訪れるいっそう豊かで穏やかな日々をともに楽しみたいと思います。


末筆になりますが、昨年の前著上梓以来、さまざまな場でいろいろとご意見をいただいた皆さん、大変参考になっています。ありがとうございます。

また、本書を書き進める間、常にご助力いただいた講談社学芸部現代新書の栗原一樹さんに深謝申し上げます。

共にいて、夫、そして、父をいつも癒してくれる妻と二人の娘に。あなたたちに支えられてこの本ができました。ありがとう。

2020年8月7日　立秋の東京にて

奥　真也

編集協力：古川琢也
イラスト下絵（部扉、71、125頁）：Shinju
著者エージェント：アップルシード・エージェンシー
https://www.appleseed.co.jp/

N.D.C.490　254p　18cm
ISBN978-4-06-521137-3

講談社現代新書　2586

未来《みらい》の医療《いりょう》年表《ねんぴょう》　10年後《ねんご》の病気《びょうき》と健康《けんこう》のこと

二〇二〇年九月二〇日第一刷発行　二〇二一年一二月二二日第五刷発行

著　者　奥《おく》　真也《しんや》

発行者　鈴木章一
発行所　株式会社講談社
東京都文京区音羽二丁目一二—二一　郵便番号一一二—八〇〇一
電　話　〇三—五三九五—三五二一　編集（現代新書）
〇三—五三九五—四四一五　販売
〇三—五三九五—三六一五　業務
装幀者　中島英樹
印刷所　株式会社KPSプロダクツ
製本所　株式会社国宝社
定価はカバーに表示してあります　Printed in Japan

「講談社現代新書」の刊行にあたって

教養は万人が身をもって養い創造すべきものであって、一部の専門家の占有物として、ただ一方的に人々の手もとに配布され伝達されうるものではありません。

しかし、不幸にしてわが国の現状では、教養の重要な養いとなるべき書物は、ほとんど講壇からの天下りや単なる解説に終始し、知識技術を真剣に希求する青少年・学生・一般民衆の根本的な疑問や興味は、けっして十分に答えられ、解きほぐされ、手引きされることがありません。万人の内奥から発した真正の教養への芽ばえが、こうして放置され、むなしく滅びさる運命にゆだねられているのです。

このことは、中・高校だけで教育をおわる人々の成長をはばんでいるだけでなく、大学に進んだり、インテリと目されたりする人々の精神力の健康さえもむしばみ、わが国の文化の実質をまことに脆弱なものにしています。単なる博識以上の根強い思索力・判断力、および確かな技術にささえられた教養を必要とする日本の将来にとって、これは真剣に憂慮されなければならない事態であるといわなければなりません。

わたしたちの「講談社現代新書」は、この事態の克服を意図して計画されたものです。これによってわたしたちは、講壇からの天下りでもなく、単なる解説書でもない、もっぱら万人の魂に生ずる初発的かつ根本的な問題をとらえ、掘り起こし、手引きし、しかも最新の知識への展望を万人に確立させる書物を、新しく世の中に送り出したいと念願しています。

わたしたちは、創業以来民衆を対象とする啓蒙の仕事に専心してきた講談社にとって、これこそもっともふさわしい課題であり、伝統ある出版社としての義務でもあると考えているのです。

一九六四年四月　野間省一